ESSAI

SUR

LES EPIZOOTIES.

ESSAI

SUR

LES EPIZOOTIES,

Par L. B. GUERSENT,

Docteur en médecine, médecin du bureau de bienfaisance du quartier Sainte-Avoye, et médecin adjoint de la maison de santé du faubourg Saint-Martin, membre de la société de la faculté de médecine de Paris, de la société philomatique, correspondant de l'académie de Rouen, et de plusieurs autres sociétés savantes.

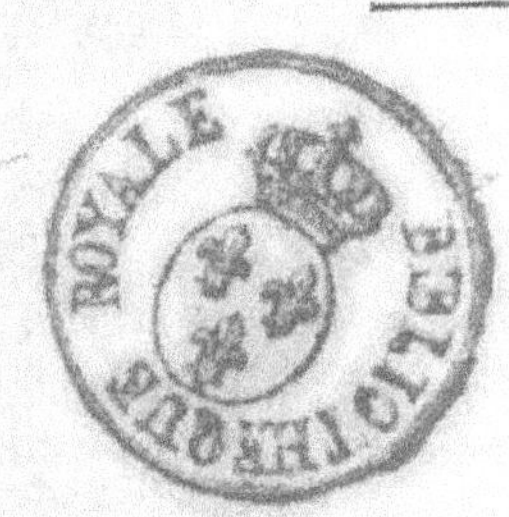

PARIS,

C. L. F. PANCKOUCKE, ÉDITEUR
DU DICTIONAIRE DES SCIENCES MÉDICALES,
Rue et hôtel Serpente, n°. 16.

ET Mme. HUZARD, RUE DE L'ÉPERON, n°. 7.

1815.

AVERTISSEMENT.

L'essai que nous présentons au public, n'est qu'une réimpression de l'article Epizootie du Dictionaire des Sciences Médicales. Nous avons seulement ajouté, à la fin, une note sur la clavelée, pour remplir la lacune que nous avons été forcé de laisser, relativement à cette maladie des moutons, dans l'article épizootie, parce qu'on a traité à part, dans le Dictionaire de Médecine, de la clavelée, et que nous avons dû renvoyer a ce mot, pour éviter des répétitions inutiles; cette addition devenait nécessaire ici, pour compléter tout ce qui est relatif aux maladies épidémiques des animaux. Du reste, nous n'y avons fait aucun changement, et nous avons cru devoir le publier tel qu'il est, parce que la plupart de ceux qu'il peut intéresser ne sont point abonnés au Dictionaire des Sciences médicales, et que nous n'avons aucun ouvrage complet sur les épizooties.

Les ouvrages les plus étendus que nous possédons sur ce sujet sont ceux du docteur Paulet, de Vicq-d'Azir et du professeur Pozzi. Le premier est entièrement épuisé et d'un prix d'autant plus élevé qu'il est devenu très-rare. Cet ouvrage est d'ailleurs simplement historique et peu propre, d'après l'ordre adopté par l'auteur, à donner une idée exacte des différentes maladies épizootiques. L'ouvrage de Vicq-d'Azir est seulement relatif à la peste varioleuse et à la peste charbonneuse, et par conséquent très-incomplet. Quant à celui du professeur Pozzi, publié à Milan en 1812, il renferme peu de faits et de descriptions, mais beaucoup d'idées théoriques, principalement sur la contagion; de sorte que l'auteur ne paraît pas s'être proposé de faire connaître, en particulier, les maladies épizootiques. Nous avons donc cru devoir céder aux sollicitations de plusieurs personnes, et en particulier, à celles de M. Dupuis, professeur à l'école vétérinaire d'Alfort, qui nous a engagé à publier à part cet essai sur les maladies épizootiques, pour les médecins vétérinaires qui exercent dans les départemens, et pour les élèves qui suivent les écoles vétérinaires.

TABLE DES CHAPITRES.

FIN DE LA TABLE DES CHAPITRES.

ESSAI

SUR

LES ÉPIZOOTIES.

EPIZOOTIE, s. f., *epizootia*, dérivé de deux mots grecs, επι, sur, ζωον, animal ; maladies sur les animaux.

L'étude des maladies des animaux est presque nécessairement liée à la pathologie humaine, comme l'anatomie comparée à celle de l'homme. Les lois de l'organisation des grands animaux, des mammifères surtout, étant à peu près les mêmes dans tous, les altérations physiologiques et pathologiques qui en dépendent doivent avoir entre elles beaucoup d'analogie. Aussi la pathologie comparée peut-elle avoir des résultats encore plus utiles pour la science de la médecine générale, que l'anatomie comparée n'en a eu déjà pour la physiologie. Il suffit de rappeler la mémorable découverte du cowpox et l'avantage de son inoculation pour l'extinction de la variole, et d'une autre part, l'utilité de la pratique de l'inoculation employée comme moyen prophylactique dans le traitement des épizooties du claveau, pour être persuadé des avantages que promet l'étude de la médecine comparée. Sous d'autres rapports, la connaissance des maladies des animaux, lorsqu'elle sera plus avancée, pourra contribuer à répandre de nouvelles lumières sur celles de l'homme, et même à perfectionner les méthodes de les guérir ou de les prévenir, à cause de la facilité de multiplier, sur les animaux, des expériences qui pourront un jour servir à éclairer la thérapeutique, comme elles ont déjà, dans ces derniers temps, contribué à faire faire de grands progrès à la physiologie. Au reste, la pathologie des animaux, dès à présent, nous offre, dans l'histoire des épizooties, une foule de considérations importantes pour la science et même pour la pratique.

Plusieurs épizooties ont donné naissance à des maladies

très-graves chez l'homme ; et, d'un autre côté, certaines épidémies se sont communiquées aux animaux. Le docteur Paulet
observe que de quatre-vingt-douze épizooties environ, dont
parle l'histoire, vingt-une ont été communes aux hommes et
aux animaux ; et Buniva remarque que sur vingt qui ont ravagé
l'Italie et la Sicile, huit ont attaqué à la fois l'espèce humaine
et les bestiaux. La plupart des maladies épidémiques et épizootiques dépendent en effet très-souvent des mêmes causes, conservent quelquefois des caractères communs, et les méthodes de
traitement, à certaines modifications près, sont ordinairement
les mêmes. Aussi, les médecins, surtout dans les départemens, sont-ils souvent appelés à éclairer les vétérinaires de
leurs lumières et à concourir avec eux à arrêter les progrès,
quelquefois effrayans, de la mortalité. Il est donc bien essentiel que les médecins connaissent les principales maladies
épizootiques et les moyens que l'expérience a découverts jusqu'à ce jour pour les combattre et les prévenir. Des hommes
distingués dans l'art de guérir se sont occupés, dans tous les
temps, de cet objet important pour l'économie rurale.

D'après tous ces motifs, nous avons cru devoir donner à
l'article *épizootie* une extension assez considérable, afin que
le médecin isolé, loin des bibliothèques, et au milieu des
campagnes où se manifesterait quelque maladie grave parmi
les bestiaux, puisse, en lisant cet article, y trouver les principaux résultats des observations les mieux constatées sur cette
partie de l'art vétérinaire. Quelques développemens sur les
maladies épizootiques ont paru d'autant plus nécessaires dans
le Dictionaire des sciences médicales, que la médecine des
animaux, très-étendue par elle-même, n'ayant pas été spécialement traitée dans cet ouvrage, il était impossible de renvoyer, pour les détails, à des mots particuliers qui ne s'y
trouvent pas et qui même ne doivent pas s'y trouver : mais la
connaissance des principales maladies épizootiques fait nécessairement partie de ce qu'il importe au médecin de connaître,
et doit servir de complément à la médecine humaine.

Nous tâcherons d'esquisser ici, du mieux qu'il nous sera
possible, ce sujet qui est par lui-même très-étendu ; mais
nous ne nous dissimulons pas qu'il faudrait des connaissances
bien audessus de nos forces pour le traiter d'une manière
complette. Il n'y a qu'un médecin très-instruit et également
versé dans l'étude des maladies de l'homme et des animaux,
qui puisse exposer, dans tous ses détails, cet objet important
de médecine comparée. A la difficulté de trouver cette réunion
de connaissances exactes, se joint encore la difficulté du sujet
lui-même. La médecine des animaux est bien moins avancée
que celle de l'homme ; leurs maladies sont pour la plupart

mal connues, mal décrites, plus difficiles à observer ; et, malgré les travaux de Ramazzini, Lancisi, Haller, Camper, Paulet, Brugnone, Vicq-d'Azyr, Bourgelat, Gilbert, Chabert, Tessier, Huzard, Buniva et plusieurs autres médecins ou vétérinaires français et étrangers, malgré l'impulsion donnée par les différentes écoles vétérinaires et surtout par celles de Paris et de Lyon, l'histoire des épizooties est encore environnée de beaucoup d'obscurité. Je tâcherai néanmoins, en profitant de tous les travaux des hommes distingués que je viens de citer, de faire connaître l'état de la science. Tout ce que je présenterai ici sera extrait de leurs ouvrages, ou le fruit de quelques observations particulières, ou de celles qui m'ont été communiquées par M. Dupuis, professeur à l'école vétérinaire d'Alfort, qui a bien voulu, avec une bonté dont je suis très-reconnaissant, mettre à ma disposition toutes ses notes, et me communiquer ses idées sur plusieurs objets importans.

Tous les animaux sont exposés aux maladies et par conséquent aux épizooties, mais principalement les animaux à sang chaud et, parmi eux, ceux qui sont asservis pour nos besoins à vivre au milieu de nous, qui participent à tous les inconvéniens des grandes réunions d'individus sans profiter des avantages qu'elles présentent pour l'homme. Nous nous occuperons donc particulièrement des épizooties des animaux mammifères domestiques qui sont en général mieux connues et qui ont plus de rapport avec nos maladies ; nous parlerons ensuite des épizooties des oiseaux ; nous dirons le peu qu'on sait sur celles des animaux à sang froid, et enfin nous terminerons par celles des animaux invertébrés qui sont en état de domesticité, tels que les chenilles et les abeilles.

PREMIÈRE PARTIE. *Épizooties des mammifères en général.* Les animaux à sang chaud dont les systèmes circulatoires et nerveux se rapprochent à tant d'égards de notre organisation, sont aussi les seuls dont les maladies offrent une certaine analogie avec les nôtres. Les fièvres essentielles et symptomatiques qui ne sont toujours en dernière analyse que le résultat de l'excitation des nerfs et des vaisseaux sanguins et de la réaction de ces organes les uns sur les autres, se retrouvent chez les animaux à sang chaud, et plus particulièrement chez les grands mammifères avec les mêmes caractères à peu près que chez nous. Les rapports entre leurs maladies et celles de l'homme sont quelquefois si parfaits, qu'il est impossible de ne pas les placer dans le même cadre nosographique et de ne pas leur assigner le même nom, quoiqu'on observe d'ailleurs parmi les animaux domestiques plusieurs maladies qui ne ressemblent point aux nôtres. D'une autre part, une foule de nos maladies dépendantes des inconvéniens attachés à la civilisation et à notre perfectibilité même , qui , en développant nos facultés , affaiblit souvent nos organes et porte le trouble dans les fonctions vitales et dans celles de l'entendement , sont entièrement étrangères aux animaux. Leur sensibilité est constamment moins développée que chez l'homme. La réaction des affections morales sur le physique est extrêmement bornée chez eux , et leurs passions n'étant jamais exaltées par l'influence de l'imagination sont toujours entièrement subordonnées aux forces du corps. Enfin , la circulation de tous les fluides qui est principalement sous l'empire de la sensibilité organique et de la sensibilité animale , paraît être en général beaucoup plus lente que chez l'homme, à en juger au moins par la vitesse des battemens artériels et des contractions du cœur. Que de causes qui doivent nécessairement diminuer chez les animaux le nombre de leurs maladies ! aussi presque toutes celles qui les affligent sont l'ouvrage de l'homme et sont très-rares chez les animaux sauvages. Nous ne nous occuperons donc ici que des épizooties qui règnent parmi les animaux domestiques, celles des animaux sauvages étant presque entièrement inconnues.

PREMIER CHAPITRE. *De la distinction des épizooties d'avec les autres maladies parmi les mammifères domestiques.* Les auteurs ne sont pas d'accord sur le véritable sens qu'on doit donner au mot *épizootie* , parmi les animaux domestiques. Quelques-uns s'attachant littéralement à l'étymologie du nom, considèrent comme épizootiques presque toutes les maladies internes qui attaquent les animaux , du moment où beaucoup d'individus sont atteints presqu'en même temps de la même maladie , quelles que soient d'ailleurs sa nature , sa durée et les causes qui lui ont donné naissance : ils confondent dans cette manière d'envisager les épizooties , les maladies chroniques et aiguës. La phthisie pulmonaire, par exemple, qui se termine quelquefois plus rapidement dans certaines circonstances et dans certains lieux que dans d'autres, a été considérée par quelques écrivains comme une maladie épizootique. A la vérité , M. Huzard , dans son excellent mémoire sur cette maladie , qui , chez les vaches, a reçu le nom de *pomeliere* , a remarqué que quoiqu'elle règne constamment à Paris dans la plupart des étables , elle avait été cependant plus meurtrière en 1772 , 1776 , 1778 , 1786 , 1787 , dans les quartiers Saint-Jacques et Saint-Marceau ; qu'en 1788 elle avait fait principalement des ravages à la Chapelle et aux environs ; que pendant l'été de 1789 elle s'était manifestée avec des caractères plus aigus et plus graves à Vaugirard et au Gros-Caillou, ce qui avait fait présumer à quelques personnes que cette espèce de phthisie était contagieuse ; mais l'observation n'a pas confirmé cette conjecture. Il paraît seulement, d'après quelques faits, que la phthisie pulmonaire pour-

rait être héréditaire chez les vaches comme chez l'homme.
Elle dépend au reste des mêmes dégénérescences organiques ;
on trouve dans presque tous les cas un nombre plus ou moins
considérable de tubercules, d'un volume quelquefois énorme
et contenant une grande quantité de sels calcaires, d'après l'examen qu'en a fait M. Thénard et plus récemment M. Dulong.
Mais quoi qu'il en soit, cette maladie chronique constamment
répandue dans les étables des nourrisseurs, ne peut être considérée comme épizootique, parce que des circonstances particulières locales accélèrent la dégénérescence tuberculeuse et
déterminent le développement de l'inflammation pulmonaire
qui l'accompagne et la conduit plus ou moins promptement
à sa fin. S'il en était ainsi, il faudrait également ranger dans
les épizooties le farcin ou le scrophule des chevaux , la morve
chronique, autre espèce de phthisie, dont le siége réside dans la
membrane nasale de ces animaux , et cette espèce de cachexie
hydatideuse connue sous le nom de pourriture, qui affecte particulièrement les moutons d'une manière plus ou moins générale dans les pays marécageux et pendant les saisons humides.
Toutes ces maladies chroniques et plusieurs autres peuvent en
effet, comme la phthisie pulmonaire, offrir des terminaisons plus
ou moins aiguës suivant les localités et les circonstance environnantes , sans cesser d'être des maladies chroniques. Or, il
nous semble qu'on doit retrancher de l'histoire des épizooties
non-seulement toutes les maladies chroniques, mais même celles
qui ayant quelquefois une marche aiguë , dépendent ou du
développement accidentel d'un virus animal, comme la rage ,
ou de la présence de larves et d'insectes, comme le tournis, la
gale, ou enfin de la production des vers intestinaux. Nous res-
treindrons l'histoire des épizooties à celle des maladies internes
qui agissent à la fois sur un grand nombre d'individus par des
causes communes, plus ou moins générales, qui ne sont point
perceptibles à nos yeux, et qui ne peuvent être reconnues dans
quelques cas seulement que par le rapprochement des faits et
les conséquences qui en découlent naturellement. Malgré cette
restriction , l'histoire des épizooties sera encore très-étendue ;
car beaucoup de maladies internes qui n'attaquent ordinairement que des individus isolés peuvent, par des circonstances
particulières , se répandre presque tout-à-coup sur un grand
nombre d'animaux et devenir enzootiques ou épizootiques, tandis
que dans la plupart des cas elles ne sont que sporadiques. Les
maladies épizootiques n'offrent point de caractères généraux
qui leur soient communs. Ils sont nécessairement différens suivant chaque espèce de maladie régnante, et le seul rapport qui
existe entre toutes les épizooties , et qui les distingue essentiellement des maladies sporadiques, c'est que dans chaque épi-

zootie la maladie se répand à peu près sous le même aspect et à la fois sur un grand nombre d'individus. Plusieurs maladies cependant, telles que le claveau, le typhus, ne se rencontrent presque jamais d'une manière sporadique, et sont par leur nature même toujours épizootiques ; mais on pourrait en dire autant de toutes les maladies contagieuses des bestiaux, parce que ces animaux étant toujours réunis en plus ou moins grand nombre, en supposant que l'une de ces maladies se développe d'abord spontanément sur un individu, elle se communique bientôt plus ou moins promptement à tout le troupeau. C'est par cette raison que quelques auteurs avaient pensé qu'on ne devrait admettre comme épizootiques que les seules maladies contagieuses ; mais on rencontre chez les animaux comme chez l'homme différentes espèces de contagion, et différentes circonstances peuvent donner accidentellement à une maladie un caractère contagieux qu'elle n'avait pas d'abord. Nous n'avons pas, au moins quant à présent, de moyen de reconnaître de suite le caractère contagieux. Ce serait donc établir une distinction insignifiante. Nous observerons d'ailleurs qu'on rencontre plusieurs maladies très-meurtrières sur les bestiaux et qui affectent en même temps un grand nombre d'individus, quoiqu'elles ne soient réellement pas contagieuses, telles que quelques hémorragies particulières qu'on ne peut pas détacher de l'histoire des épizooties.

Les maladies propres à certains pays ou enzootiques, comme celles des moutons de la Sologne, deviennent nécessairement épizootiques quand elles attaquent un certain nombre d'animaux à la fois. Nous ne séparerons donc pas l'histoire des maladies enzootiques de celle des épizooties dont elles ne sont distinctes que par la nature de leurs causes qui agissent d'une manière plus circonscrite.

DEUXIÈME CHAPITRE. *Des causes générales des épizooties parmi les mammifères domestiques.* Les médecins distinguent dans les épizooties, comme dans les autres maladies, des causes prédisposantes et des causes occasionnelles. Les premières, qui dépendent de l'état particulier de l'individu et le rendent susceptible de contracter la maladie s'il est exposé à l'influence des causes occasionnelles, sont presque toujours entièrement cachées pour nous. Les causes occasionnelles qui existent constamment hors des individus et qui sont dues à l'influence générale des différens corps extérieurs, que les médecins ont appelées *circumfusa*, *ingesta et applicata*, sont les seules sur lesquelles nous pouvons espérer d'avoir un jour quelques éclaircissemens ; nous n'examinerons pas ici la manière d'agir, dans les épizooties, de chacun des corps en particulier qui font la matière de l'hygiène. Des détails aussi étendus nous entraîneraient beaucoup trop loin sans nous donner de grandes lumières sur les causes de ces maladies ; nous nous contenterons de simples considérations générales.

On peut d'abord diviser les épizooties par rapport à leur causes occasionnelles en contagieuses et non contagieuses. On a prétendu que la contagion dans les épizooties, comme dans les épidémies, était due à un corps particulier de nature gazeuse, que quelques chimistes ont considéré comme une espèce d'oxide d'azote ; mais la contagion, qui n'est qu'un effet secondaire et qui offre des différences si grandes dans ses résultats, ne peut dépendre de l'influence d'un même corps. Tous les faits les mieux constatés semblent démontrer au contraire qu'il doit y avoir autant d'émanations distinctes que de maladies contagieuses différentes. Il est impossible, en effet, d'assimiler les émanations contagieuses de la pustule maligne et du charbon qui n'exercent point d'action sans contact immédiat, à celles du claveau, dont la sphère d'activité s'exerce à de plus grandes distances et qui se répandent sur les routes qu'ont suivies les bestiaux malades. Les émanations qui donnent lieu au typhus des bêtes à cornes sont encore très-distinctes de celles-ci par leur manière d'agir, puisqu'elles s'attachent à une foule de corps différens, et peuvent transporter la contagion dans des lieux très-éloignés du foyer principal. Ajoutez à ces premières différences celles des effets que produisent ces émanations délétères, et nous retrouvons dans les maladies auxquelles elles donnent naissance des caractères si opposés qu'elles n'ont véritablement d'autres rapports que d'être contagieuses, mais chacune à leur manière. Il est donc difficile de croire qu'une même cause puisse produire des effets aussi distincts. *Voyez* ÉMANATION.

Si nous recherchons les causes premières de la contagion et les causes occasionnelles des épizooties non contagieuses, nous voyons qu'elles ne sont pas moins multipliées et peut-être souvent tout aussi obscures. On reconnaît assez souvent que les mauvais alimens, les fourrages vasés, les eaux croupies, la sécheresse excessive, les émanations marécageuses, les fatigues prolongées, l'entassement des bestiaux dans des lieux humides, les miasmes qui s'échappent de ces étables insalubres, ont pu contribuer pour beaucoup au développement de certaines épizooties, et on ne peut même douter dans certains cas, qu'une ou plusieurs de ces circonstances ne soient les véritables causes de ces maladies, puisque ces circonstances venant à cesser, l'effet cesse aussitôt. M. Gastellier a rendu compte d'une épizootie qu'il a observée dans les environs de Montargis, et qui n'était due qu'à l'insalubrité des étables. Parmi plusieurs faits analogues, je citerai seulement celui qui est arrivé à Mayence, pendant le blocus de cette ville : on avait réuni à la hâte trois mille bœufs ou vaches dans des églises et des lieux humides et étroits, et tous périrent dans l'espace de quelques jours. Ici les causes sont assez évidentes, mais dans beaucoup d'autres cas on les recherche en vain, et on ne voit pas une coïncidence constante entre les mêmes effets et les circonstances qui doivent les faire naître. Pourquoi tel canton, par exemple, sera-t-il préférablement affecté de la maladie régnante plutôt que tel autre qui est absolument dans la même situation au moins en apparence ? Pourquoi la même maladie n'agira-t-elle que sur une seule espèce d'animal une année, tandis qu'une autre année elle s'étendra sur plusieurs animaux différens? Pourquoi, par exemple, les affections catarrhales se sont-elles successivement répandues en 1776 et 1777 de l'homme aux chevaux, aux chiens, aux chats et aux bœufs. Pourquoi certaines épizooties reviennent-elles toujours périodiquement dans la même saison et dans les mêmes lieux ? quelle peut-être l'influence de l'atmosphère dans ce cas et dans une foule d'autres ? Il faut l'avouer, nous l'ignorons presque toujours, et malgré l'attention que beaucoup de bons observateurs ont portée dans leurs recherches, et particulièrement malgré le travail intéressant de M. Chavassieu-d'Audebert, les causes premières des épizooties et des épidémies, nous sont pour la plupart inconnues ; mais ne vaut-il pas mieux convenir franchement de notre ignorance, que d'admettre des hypothèses, et souvent même des absurdités, pour chercher à expliquer ce que la nature a jusqu'à ce jour dérobé à nos recherches?

Quoiqu'il ne faille pas négliger l'étude des causes des maladies épizootiques, on voit donc qu'on ne doit pas y attacher une trop grande importance. Il est bien plus essentiel de recueillir avec soin tous les symptômes des maladies sur chaque individu, et les détails exacts des désordres qu'elles déterminent sur le cadavre, afin de bien les caractériser, et d'arriver ensuite d'une manière plus certaine à une bonne méthode empirique et rationnelle de traitement. Ce sont-là les vrais moyens de perfectionner la connaissance des maladies épizootiques, et de toutes les maladies en général. C'est la méthode hippocratique, qu'il est bien important d'appliquer enfin à la médecine des animaux comme à celle de l'homme.

Il résulte de toutes ces considérations générales, que comme on rencontre dans l'histoire des épizooties, un assez grand nombre de maladies aigues différentes, contagieuses ou non contagieuses, dont les causes pour la plupart nous sont inconnues, il est nécessairement impossible de leur assigner des caractères communs, et par conséquent des méthodes générales d'un traitement uniforme ; que les moyens curatifs doivent nécessairement varier suivant le genre de chaque maladie, et que par conséquent la connaissance exacte des différentes maladies épizootiques en particulier, est d'abord absolument nécessaire pour arriver aux moyens de les traiter et de les prévenir; mais avant de nous occuper des épizooties en particulier, nous rappellerons les précautions générales qui sont applicables au traitement de la plupart des maladies épizootiques, et les préceptes généraux de prophylactique, dont l'utilité a été consacrée par l'expérience.

TROISIÈME CHAPITRE. *Des précautions générales à prendre dans les épizooties des animaux domestiques.* Plusieurs précautions sont importantes, non-seulement pour les bestiaux malades et ceux qui, n'étant pas encore infectés, sont exposés à contracter la maladie, mais encore pour les personnes qui leur donnent des soins. La première et la plus essentielle peut-être, est d'isoler sur le champ les malades, de placer dans des étables séparées ceux qui ayant déjà communiqué avec les bestiaux infectés, n'ont cependant pas encore les caractères de la maladie, et empêcher toute espèce de communication, soit médiate, soit immédiate, entre les bestiaux sains, ceux qui sont dans un état douteux, et les malades. Il est surtout très-essentiel que ceux qui donnent des soins aux malades, n'aient aucun rapport, même médiat, avec ceux qui approchent des bestiaux sains; il est aussi nécessaire d'empêcher les chiens, les chats, les poules même, de communiquer d'une étable à l'autre. Ces animaux, comme le prouvent un grand nombre de faits, ont souvent transporté la contagion. Indépendamment de la surveillance particulière, il faudra, dans quelques épizooties, solliciter l'intervention des autorités pour suspendre les foires et les marchés des bestiaux, interposer des cordons de troupes entre les pays déjà infectés et ceux qui ne le sont pas; enfin, pour maintenir scrupuleusement toutes les dispositions établies à cet égard, par les ordonnances du roi et les arrêts du conseil de 1774 et 1776; mais ces dernières précautions ne sont vraiment applicables qu'au typhus des bêtes à cornes. Dans toutes les autres épizooties, même celles qui sont contagieuses comme le claveau, il suffira d'isoler les malades. Cette précaution est toujours sage, même dans les simples épizooties non contagieuses, parce que les émanations des animaux malades sont toujours nuisibles pour ceux qui sont sains. Il n'est pas, d'ailleurs, toujours possible de déterminer le vrai caractère de la maladie, dès les premiers jours de son invasion, et l'inoculation, proposée par Vicq-d'Azyr, comme moyen de s'assurer du caractère de l'épizootie, est un moyen presque toujours inutile, parce que la plupart des maladies graves des bestiaux sont susceptibles de se transmettre par l'inoculation.

De la propreté et de la désinfection des étables et des écuries, etc. Il est nécessaire que les animaux malades soient dans des étables et des écuries spacieuses, sèches, bien aérées, ou sous des hangars. Quelquefois même il serait préférable dans certaines maladies, surtout dans la belle saison et les pays tempérés, de faire coucher les bestiaux en plein air, dans un endroit sec et sur la paille. Tous les soins de propreté sont surtout très-nécessaires. Les litières seront renouvelées le plus fréquemment possible ; les bestiaux seront bouchonnés et même étriés tous les jours ; cet usage est très-recommandable, et ne doit jamais être négligé pendant les maladies épizootiques, parce qu'il tend à favoriser les crises qui peuvent s'opérer par la peau. Il convient, par cette raison, dans tous les cas, comme tous les autres moyens qui entretiennent la propreté de l'animal et celle des étables.

Si les bestiaux malades restent dans des écuries et des étables, il faut, dans la plupart des maladies, excepté cependant dans les inflammations du poumon, faire de fréquentes fumigations avec le gaz nitrique, ou avec le gaz acide muriatique oxigéné, maintenant nommé chlore. Ces fumigations neutralisent les émanations odorantes et nuisibles. Elles doivent être faites plusieurs fois par jour, avec la précaution de dégager à chaque fois une petite quantité de gaz, de peur d'exciter la toux, surtout chez les vaches des nourrisseurs, qui sont très-souvent phthisiques.

Les fumigations acides ne sont pas moins nécessaires après la mort des animaux, pour désinfecter les écuries, les étables, les chenils avant d'y placer d'autres animaux sains. Il faut, en outre, pour les assainir et pour les désinfecter complétement, surtout dans les épidémies contagieuses, brûler toutes les pailles, les litières, les fumiers, les harnois qui ont servi aux animaux, et même les hardes de ceux qui les ont soignés. On enlevera aussi cinq à six pouces de la superficie du terrain dans les étables, les écuries, ou les chenils qui ne sont pas pavés. Dans le cas contraire, on se contentera de les laver plusieurs fois avec beaucoup d'eau : enfin, on râclera avec soin les murs, les planchers, les auges ; on lavera à plusieurs reprises toutes les surfaces, avec une forte solution bouillante de chaux, et on recrépira ensuite tous les murs. Sans toutes ces précautions, on exposerait les animaux à contracter la maladie, et à devenir eux-mêmes de nouveaux foyers d'infection. Peut-on compter assez sur tous ces moyens réunis, pour qu'on puisse sans danger placer des animaux dans les écuries et dans les étables, aussitôt qu'elles auront été désinfectées ? Je le pense ; mais quand on abandonne uniquement à l'atmosphère le soin de détruire les miasmes contagieux, je ne sais au juste quel temps il faudrait attendre. Haller paraît croire que dans le typhus des bêtes à cornes, quarante jours doivent suffire pour la désinfection des animaux; dans certains pays, on prolonge ce terme jusqu'à deux mois, et en Frise et en Angleterre, l'opinion commune est qu'il ne faut loger des bestiaux suspects avec ceux qui sont sains, que trois mois après l'époque de l'infection présumée.

Les animaux qui ont succombé à une maladie épizootique, doivent être, d'après les réglemens, enfouis à dix pieds de profondeur, après qu'on aura eu soin de taillader les peaux, afin que l'appât du gain n'engage pas à déterrer les cadavres. Il est cependant, à cet égard, une distinction utile à faire. Les animaux morts de la fièvre charbonneuse, ou de la pustule maligne, peuvent exposer ceux qui les touchent à contracter une maladie grave; et, sous ce rapport, il doit toujours être sévèrement défendu de les dépouiller. Mais, dans le typhus contagieux des bêtes à cornes et des chevaux, ce danger ne paraît pas à craindre, et le contact des cadavres est, à ce qu'il paraît, sans inconvénient. Ce n'est alors qu'à cause de la nécessité d'étouffer tous les germes de contagion, qu'on recommande d'enterrer les animaux sans les dépouiller; mais en prenant les précautions convenables pour désinfecter les peaux, on peut les utiliser. Vicq-d'Azyr a proposé, pour remplir ce but, de laver les cuirs dans l'eau, et de les faire macérer ensuite dans une forte solution de chaux; d'après un grand nombre d'expériences très-bien faites, et répétées avec soin, ces moyens seuls suffisent pour désinfecter complétement les peaux. Le procédé qui consiste à tanner les cuirs est plus long, et n'offre pas plus d'avantage; mais, quelque méthode que l'on emploie, il faudra, comme le recommande expressément Vicq-d'Azyr, que toutes les opérations nécessaires à la désinfection des cuirs, se fassent dans un même lieu, sous la surveillance des magistrats et d'une garde qui s'opposera à tous les abus.

Les cadavres dépouillés ou non dépouillés seront ensuite brûlés, s'il est possible, ce qui est toujours préférable, ou enfouis, à une profondeur convenable, dans des lieux isolés. Si on enterre les cadavres, on les recouvrira d'un lit de six pouces au moins de chaux vive; on aura soin ensuite d'humecter les terres, et de les fouler, afin qu'il ne se fasse pas de crevasses; ces fosses seront recouvertes avec des épines, ou encore mieux, avec de grosses pierres, afin d'empêcher les chiens et d'autres animaux de fouiller la terre. Vicq-d'Azyr assure avoir vu, par l'oubli de ces différentes précautions, les exhalaisons des fosses donner lieu au retour de la contagion.

Du traitement prophylactique, en général, dans les épizoo-ties des bestiaux. Les précautions relatives aux bestiaux non encore infectés dans les épizooties, se rapportent au traitement prophylactique en général. Les médecins et les vétérinaires ont, avec raison, attaché de tout temps une grande importance à cet objet. Quelles que soient les maladies épizootiques, les premiers moyens prophylactiques consistent à éloigner les animaux sains des causes connues de l'épizootie, ou des circonstances qui peuvent la développer, et surtout, si la maladie est contagieuse, à isoler complétement, et de la manière la plus exacte, tous les bestiaux non encore infectés de ceux qui sont déjà malades, ou même de ceux qui ont communiqué avec les malades. Les précautions les plus sévères, et la police la plus exacte, sont alors de vrais moyens prophylactiques.

Quant au traitement préservatif, proprement dit, les sages préceptes de l'hygiène sont vraiment les seuls utiles dans toutes les épizooties. Le régime moins nourrissant, dans certains cas, plus fortifiant dans d'autres, la salubrité des étables et des écuries, les bains dans quelque circonstance, les soins particuliers de propreté, tous les moyens qui tendent enfin à maintenir les animaux dans un état florissant de santé, et à écarter d'eux les choses nuisibles, sont pour les médecins les principales ressources du traitement prophylactique. Que peut-on, en effet, espérer des moyens de la thérapeutique, pour éloigner les causes des épizooties, ou pour les combattre ? Ils troublent, au contraire, les propriétés vitales, ou quelquefois même les affaiblissent, et disposent par conséquent les animaux à recevoir plus facilement l'impression morbifique. Que signifie cette méthode banale des saignées employées indistinctement comme moyen préservatif dans toutes les épizooties ? Ne sont-elles pas le plus souvent nuisibles ? et, excepté dans les épizooties véritablement inflammatoires, ne doit-on pas les proscrire comme un moyen dangereux ? On n'a pas moins abusé des exutoires comme moyens prophylactiques. On cite plusieurs exemples de troupeaux entiers qui ont été, dit-on, préservés de la maladie régnante, par l'usage des sétons ; mais ces bestiaux étaient isolés, et par conséquent inaccessibles à la contagion. N'a-t-on pas, d'ailleurs, une foule d'exemples d'animaux qui ont été ainsi préservés sans exutoires, par l'effet seul de l'isolement ? et, d'une autre part, n'a-t-on pas vu des bestiaux atteints par la maladie, quoiqu'ils eussent des sétons ? Quel fondement peut-on donc faire sur un pareil préservatif ? Quelques observations, dans certaines maladies épidémiques, chez l'homme, ont contribué sans doute à fortifier encore les préjugés des médecins vétérinaires sur ce point ; mais si, dans quelques cas, on a cru remarquer que des hommes portant des cautères ou d'autres ulcères sur une partie quelconque du corps, n'ont point contracté la peste ou le typhus des armées, de quelle valeur peut être cette exception, quand beaucoup d'individus échappent à la contagion, sans être pourvus d'exutoires, et quand plusieurs autres, avec des ulcères ou des cautères, sont néanmoins frappés de la maladie? Dans l'épidémie qui a régné cette année, j'ai vu moi-même quatre personnes attaquées du typhus contagieux, quoiqu'elles portassent des cautères bien avant l'invasion de la maladie, et que l'une d'elles, fils d'un médecin, eût fait appliquer cet exutoire par le conseil de son père, précisément pour se préserver de la contagion. Quoique les billots, les sétons, les exutoires et excitans cutanés soient certainement de puissans remèdes, qu'ils conviennent surtout aux animaux dans beaucoup de leurs maladies, il est donc très-douteux qu'ils puissent leur être utiles, comme préservatifs. La plupart des autres moyens de la thérapeutique n'offrent pas alors plus de ressources, et l'inoculation, pour certaines maladies contagieuses, est le seul qu'on puisse tenter avec avantage, mais encore n'est-il pas, comme nous le verrons, également applicable à toutes les épizooties contagieuses.

Des dangers auxquels sont exposés ceux qui traitent les épizooties. Il nous reste à parler des précautions relatives à ceux qui soignent les animaux malades, et qui ont pour but de préserver aussi tous les hommes en général, des dangers qu'ils peuvent courir dans certaines épizooties. Un fait qui est d'abord très-rassurant, c'est que les maladies, même les plus contagieuses, parmi les animaux, ne se communiquent jamais à l'homme sans contact immédiat. Mais si l'épiderme est enlevé par une blessure, ou que les vaisseaux absorbans soient à nu par suite d'une ulcération quelconque, l'absorption s'opère plus constamment et plus promptement. C'est ainsi, comme tout le monde le sait maintenant, que les personnes chargées de traire les vaches, et qui portent quelques écorchures aux doigts, contractent ordinairement le cowpox dans les pays où règne cette maladie. Les vétérinaires, surtout, lorsqu'ils se blessent en incisant des tumeurs charbonneuses ou des pustules malignes, ou en ouvrant des cadavres, sont souvent affectés de tumeurs gangreneuses ou de maladies graves. Plusieurs accidens funestes, qu'il est inutile de rappeler ici, constatent cette vérité. Dans quelques cas même, il n'est pas nécessaire que les vaisseaux absorbans soient à nu, pour que l'inoculation ait lieu. L'absorption se fait alors directement, soit par la peau ou par la voie des organes de la respiration.

Quoique toutes les maladies des animaux, qui sont susceptibles d'être inoculées, puissent réellement se communiquer à l'homme jusque à un certain degré, ou au moins altérer ses fonctions, le contact immédiat n'est principalement dangereux que dans la fièvre charbonneuse et la pustule maligne. Il ne paraît pas, que dans le typhus même, il puisse occasionner d'accidens fâcheux. Mais la putréfaction, qui se manifeste très-promptement après la mort dans tous les bestiaux malades, peut quelquefois exposer, à des dangers, ceux qui examinent les cadavres des animaux morts de cette maladie, comme de toute autre. On cite, en particulier, plusieurs exemples d'hommes promptement frappés de fièvres de mauvais caractère, avec gangrène, pour avoir déterré des cadavres de vaches mortes du typhus, et les avoir soufflés ou dépouillés (*Voyez* l'ouvrage de Vicq-d'Azyr, p. 170 et 171). Il n'est pas même toujours nécessaire que les animaux soient morts de maladie pour donner lieu à de pareils accidens. Tout le monde connaît le fait rapporté par Morand, dans les Mémoires de l'Académie des sciences, de deux bouchers qui moururent du charbon après avoir enlevé les peaux de deux bœufs qui avaient été seulement surmenés, et l'on sait qu'en général les bouchers sont beaucoup plus fréquemment exposés que d'autres à la pustule maligne. Le professeur Chaussier cite même l'exemple d'une cuisinière qui fut frappée d'une pustule maligne après avoir simplement dépouillé un lièvre (*Voyez* l'ouvrage de Enaux et Chaussier). On peut objecter, il est vrai, que la pustule maligne, se rencontrant quelquefois spontanément, comme l'a observé M. Bayle, ces exemples isolés peuvent être dans ce cas. Si, d'un côté, les exemples de contagion sont souvent très-manifestes, il est donc difficile, dans d'autres circonstances, de déterminer, d'une manière exacte, jusqu'à quel point le contact des bestiaux malades peut être nuisible pour l'homme. Il est par conséquent toujours sage de prendre les plus grandes précautions à cet égard, surtout dans les épizooties de fièvres charbonneuses et de pustules malignes. Il est essentiel, alors, d'éviter d'introduire, sans nécessité, la main dans la bouche, le rectum et la vulve des animaux malades, et de ne pas même les toucher lorsqu'on porte quelques blessures aux doigts : il faut aussi prendre garde de recevoir, sur la face ou les bras nus, quelques gouttes de sang, de bave, de matières fécales ou de pus; et si l'événement arrive, on lavera soigneusement les parties avec de l'eau acidulée, saline ou alcaline, afin que l'absorption n'ait pas lieu. Ces lotions acides ou alcalines sont nécessaires d'ailleurs dans tous les cas pour tous ceux qui touchent les animaux malades.

De la nécessité de proscrire la vente des chairs des ani-

maux malades. Un objet qui intéresse particulièrement l'hygiène publique pendant la durée des épizooties, est de déterminer si les chairs des animaux malades peuvent être employées sans danger à la nourriture de l'homme. Tous les médecins et les vétérinaires ne sont pas d'accord sur ce point, et des faits en apparence contradictoires semblent, au premier coup-d'œil, favoriser les deux opinions opposées. Les auteurs qui ont traité de l'épizootie la plus contagieuse et la plus meurtrière sur les bêtes à cornes, ne parlent point d'accidens survenus après l'usage qu'on avait fait de la chair des animaux malades, plusieurs même assurent positivement qu'elle n'est point nuisible. Le physicien Arcani de Milan a fait en particulier un Mémoire dans lequel il prouve, par un grand nombre de faits et d'autorités, que dans l'épizootie de 1714, la chair des animaux malades a servi à la nourriture de l'homme, sans qu'il en soit résulté aucun mal. Les médecins de Genève, dans une épizootie de glossanthrax, ont décidé, d'après les faits, que le lait des vaches malades n'était point nuisible. Il n'est pas nécessaire d'ailleurs d'aller chercher des autorités étrangères, voici des faits dont nous avons été tous témoins, et que M. Huzard a consignés dans son rapport sur l'épizootie dernière. Nous copierons ici les propres expressions de l'extrait qu'en a fait M. Merat. Les troupes alliées ont mangé de la viande des animaux affectés de l'épizootie avant leur arrivée en France ; on en a fait usage dans tous les départemens où elles ont porté la contagion. Tout Paris et les environs, toutes les troupes qui l'occupaient et qui l'entouraient s'en sont alimentés pendant plus de deux mois ; les malades même en usaient dans les hôpitaux, et cependant il n'y a pas eu de maladies épidémiques parmi le peuple. Un certain nombre d'individus seulement a contracté le typhus des armées parmi ceux qui, par circonstance ou par devoir, avaient communiqué avec les militaires nouvellement arrivés de l'armée ou des hôpitaux : mais cette épidémie, évidemment apportée par les soldats blessés ou malades, était déjà, depuis longtemps, dissipée, quoique l'épizootie continuât ses ravages, et qu'on n'eût pas cessé cependant de se nourrir avec la chair des animaux malades.

A ces vérités, qui sont incontestables, et à ces faits qui se sont passés sous nos yeux, les médecins qui regardent comme dangereuses les viandes des animaux malades, opposent d'autres faits qui ne sont pas moins favorables à leur opinion. Schenkius, *Hist. hum. gen.*, cap. II, raconte qu'on attribua une dysenterie qui régnait à Padoue et à Venise en 1559, à l'usage que le peuple avait fait de la chair de quelques bœufs malades amenés de Hongrie. Il s'éleva, à cette occasion, une querelle entre le peuple et les bouchers, et le sénat de Venise

défendit, sous peine de mort, de vendre de la chair de bœuf,
du lait, du beurre et du fromage. Il ne fut permis, pendant
toute la durée de l'épizootie, de se servir que de mouton. Le
père Kircher rapporte, qu'en 1617, une angine gangreneuse,
qui avait attaqué les bœufs, s'était communiquée aux gens de
la campagne, qui s'étaient nourris de leur chair. Paulet, Bra-
sier et plusieurs autres ont consigné, dans leurs écrits, le fait
suivant : Les bœufs du Vivarais, ayant été attaqués, en 1745,
d'une épizootie avec gangrène des viscères, un boucher d'An-
duse, dans le Bas-Languedoc, eut l'imprudence de distribuer
la viande de ces animaux malades aux soldats du régiment de
royal Bavière, alors en garnison dans cette ville, et tous ceux
qui en mangèrent furent malades. Ils éprouvèrent de la fièvre,
des étourdissemens, de la diarrhée, et même de la dysenterie.
M. Barberet a observé, à l'île Minorque, que pendant une épizootie charbonneuse, beaucoup de bouviers, qui avaient
mangé de la chair des bœufs malades, furent affectés de fièvre
maligne avec gangrène aux coudes et aux talons. De son côté,
Bertin a vu, dans une épizootie à la Guadeloupe, en 1774, un
assez grand nombre de nègres périr pour avoir mangé de la
chair des bœufs qui étaient affectés d'une espèce d'inflammation gangreneuse des viscères abdominaux. MM. Enaux et
Chaussier assurent qu'un homme vigoureux périt, avec tous
les symptômes d'une violente inflammation de l'estomac, après
avoir fait usage de la viande d'une vache morte d'un charbon
malin ; il n'est pas moins certain que le lait des vaches malades
est, dans quelques cas, évidemment nuisible. D'après les observations de Michel Sagar en Moravie, et d'après celles qui
ont été faites aux environs de Lyon, le lait des vaches, qui ont
des aphtes, communique la même maladie aux personnes qui
en prennent. M. Gohier, professeur à l'école vétérinaire de
Lyon, a vu un homme tourmenté d'une forte diarrhée, pour
avoir bu, pendant plusieurs jours, du lait d'une vache atteinte
d'une maladie charbonneuse. La même chose, ajoute ce professeur, arriva à Lyon en 1809, à cinq personnes de la même
famille pour avoir employé, dans du café, du lait d'une chèvre
attaquée d'un charbon à la mamelle. Il est donc difficile de
contester le danger de faire usage, au moins dans quelques
épizooties, des chairs des animaux malades, et même du lait
des vaches.

Les faits que nous venons de rapporter, sont, pour la plupart, aussi authentiques que ceux qui constatent que des armées entières et des populations nombreuses se sont nourries
d'animaux malades sans aucun inconvénient. A quoi tient donc
cette différence dans les différens cas ? il me semble qu'elle doit
dépendre de la différence même des maladies et de l'altération

qui en résulte pour les viandes suivant la chaleur du climat. L'observation conduit nécessairement à cette conséquence. En effet dans les épizooties du typhus des bêtes à cornes qui règne très-fréquemment à la suite des armées, quoique cette maladie soit très-meurtrière, l'expérience prouve, comme nous l'avons déjà dit, que l'homme peut se nourrir de la chair de ces animaux malades sans aucun inconvénient au moins remarquable ; car on ne voit souvent pas d'épidémies à la suite de ces armées, pourvu qu'elles ne soient pas d'ailleurs exposées à trop de fatigues ou à l'influence de quelques autres causes nuisibles. D'une autre part, à l'exception de la contagion des aphtes communiquée par le lait, tous les faits bien constatés dans lesquels la chair ou le lait des animaux malades ont été nuisibles, paraissent appartenir à des fièvres charbonneuses, des pustules malignes ou des inflammations gangreneuses, et il est à remarquer que c'est principalement dans le midi et dans les pays chauds, où ces maladies sont plus communes, qu'on a observé les accidens dont nous avons parlé. C'est donc particulièrement dans les maladies gangreneuses, et surtout dans le midi, qu'il faut très-sévèrement interdire la vente des chairs des animaux malades ou morts. Quand bien même d'ailleurs il ne serait pas encore démontré que la viande, provenant de ces animaux, serait constamment nuisible pour la nourriture de l'homme, nous avons vu que le contact seul de de ces viandes est dangereux pour ceux qui les préparent. Quelques observations semblent même constater que le contact des chairs fraîches, dans quelques affections charbonneuses, peut communiquer la maladie, tandis que ces mêmes viandes cuites perdent, par la coction, leurs propriétés délétères, et peuvent être mangées sans aucun inconvénient. *Voyez* les Mémoires de l'Académie des sciences, année 1776.

Les caractères que présentent les chairs des animaux malades, ne peuvent fournir aucun moyen pour nous éclairer sur le danger qu'il y aurait d'en faire usage comme aliment. La connaissance des symptômes et de la nature des épizooties peut seule, à cet égard, déterminer l'opinion du médecin ; car les chairs des animaux malades, même celles qui ne sont pas nuisibles, sont toujours plus ou moins altérées et ne jouissent plus des mêmes propriétés. Il est certain qu'elles n'ont plus la même couleur, la même odeur, la même saveur que lorsque les animaux sont sains. Le bouillon fait avec ces viandes n'est ni aussi agréable, ni aussi nourrissant ; les muscles sont ordinairement pâles, mous, et comme infiltrés de sérosité et d'air dans les affections gangreneuses. Le tissu cellulaire est souvent rempli d'une mucosité rougeâtre dans le typhus des bêtes à cornes, les muscles sont au contraire presque constamment d'un rouge violet ou noir, mous et recouverts d'une substance mucilagineuse gluante comme lorsqu'ils commencent à se décomposer ; mais ces différences sont trop légères, et ne sont pas assez constantes et tranchées pour qu'on puisse décider, d'après l'inspection seule des chairs, si elles appartiennent à des animaux morts du typhus des bêtes à cornes et qu'on puisse les manger sans danger, ou à des animaux morts au contraire d'une affection gangréneuse, et qu'il faille par conséquent les proscrire. Dans un cas douteux, au reste, l'intérêt public doit toujours l'emporter sur l'intérêt particulier, et il est plus prudent de maintenir les sages ordonnances des gouvernemens, qui défendent en général la vente des chairs des animaux malades ou morts de maladies, au risque de proscrire des viandes qui pourraient n'être pas malsaines.

DEUXIÈME PARTIE. *Des épizooties des animaux domestiques en particulier.* La différence des animaux, par rapport aux organes de la digestion, apporte des différences assez prononcées dans plusieurs symptômes de leurs maladies. Dans tous les herbivores, et particulièrement chez les ruminans, dès qu'il survient une maladie un peu grave, les fonctions digestives qui s'exécutent en général d'une manière très-lente chez ces animaux, sont considérablement affaiblies ou nulles ; les mouvemens de la rumination beaucoup diminués ou même entièrement suspendus. Les alimens introduits dans les estomacs, ne pouvant être rejetés par le vomissement, fermentent le plus souvent dans le rumen et donnent lieu à un dégagement considérable de gaz qui le distendent prodigieusement. La portion des alimens qui a passé dans les autres estomacs, se sèche particulièrement entre les lames du feuillet, où elle prend une consistance compacte de couleur brune et se réduit, quand on la presse entre les doigts, en une sorte de poussière semblable à du tan. Cette dessiccation des alimens, dans le feuillet, a même quelquefois lieu sans maladie lorsque les animaux sont privés d'eau, et il n'est pas rare, à l'ouverture des bœufs dans les boucheries, de trouver dans cet estomac les alimens ainsi desséchés. C'est donc à tort par conséquent qu'on a indiqué cette disposition comme dépendante d'une altération particulière propre au typhus des bêtes à cornes. L'effet ordinaire de la suspension des fonctions digestives dans les herbivores et particulièrement dans les ruminans malades, étant de s'opposer à la nutrition et à la réparation des pertes qui sont très-considérables, surtout dans les grands animaux, la prostration survient en général très-promptement faute de sucs nourriciers. C'est sans doute par cette raison que les grands animaux ne peuvent ordinairement sup-

porter plusieurs saignées , sans tomber rapidement dans un
état de faiblesse extrême ; et , si on ne se hâte pas de les pratiquer dès le début de la maladie , elles deviennent nuisibles
dans les maladies même inflammatoires , en augmentant l'é-
puisement des forces. L'influence débilitante des saignées sur
les herbivores , est surtout plus remarquable dans ceux qui
sont nourris avec des végétaux verts et aqueux. Les phlegmasies des membranes séreuses , chez les ruminans , sont
promptement suivies , pour l'ordinaire , d'épanchemens dans
les cavités; et celles des membranes muqueuses du canal intestinal, de diarrhées colliquatives ou de dysenteries auxquelles
ils ne peuvent résister que quelques jours. On remarque aussi,
dans les maladies des herbivores , des tumeurs emphysémateuses situées ordinairement le long du rachis , et accompagnées d'une faiblesse extrême des muscles de cette partie , de
sorte que l'animal cède à une pression peu considérable sur
les lombes et fléchit jusqu'à terre , dès le début même de la
maladie. Les herbivores sont encore particulièrement exposés
à des engorgemens séreux vers les extrémités, et à des tumeurs
particulières d'un volume quelquefois très-considérable avec
infiltration séro-sanguinolente. Ces tumeurs qui ont leur siége
dans le tissu cellulaire sous-cutané , ou dans celui qui environne les muscles et que les vétérinaires nomment impropre-
ment charbon blanc, tendent facilement à se terminer par une
sorte de gangrène d'abord blanche et assez analogue à celle
de l'anthrax , ou charbon, chez l'homme, quoiqu'elles en diffèrent d'ailleurs à plusieurs égards , et aient vraiment un caractère particulier et distinct de toutes les autres tumeurs gangreneuses.

Une chose qui n'est pas moins remarquable dans les épizooties des herbivores , c'est que la décomposition des viscères a
lieu d'une manière très-rapide après la mort , surtout dans
les pays chauds et pendant l'été. Quelques heures suffisent
pour altérer toutes les parties : aussi, quand on veut observer
les effets de leurs maladies sur les cadavres, est-il très-important de les ouvrir immédiatement après la mort , sans quoi les
gaz se dégagent très-rapidement dans le canal intestinal , et
quelquefois dans le tissu cellulaire qui unit les organes entre
eux ; le sang et les autres humeurs s'extravasent, et il en résulte
des engorgemens dans les vaisseaux capillaires, des taches ou
de larges ecchymoses violettes ou brunes formées par de simples exhalations, peu de temps après la mort , lorsque le corps
est encore chaud , ou peut-être aussi dans les derniers temps
de la vie lorsque toutes les propriétés vitales organiques sont
en partie éteintes. Ces altérations , qu'on observe souvent sur
les cadavres des herbivores morts de maladies aiguës , en ont

souvent imposé à des hommes peu exercés en anatomie pathologique pour des traces d'inflammations qui n'ont point eu
lieu pendant la vie, et surtout pour de véritables gangrènes
des poumons, du foie, de la rate, du diaphragme, etc., qui
sont certainement tout aussi rares chez les animaux que chez
l'homme.

Les maladies épizootiques des carnivores se distinguent en
général de celles des herbivores par des symptômes d'excitation plus marqués. Leur pouls est plus fréquent au moins d'un
tiers; leur peau est plus chaude; ils ont plus fréquemment des
mouvemens convulsifs; ils vomissent souvent et ne sont presque
jamais exposés aux engorgemens séreux et aux épanchemens
dans le tissu cellulaire, si fréquens chez les herbivores. On ne
remarque jamais chez eux de tumeurs emphysémateuses et de
tumeurs charbonneuses analogues à celles des ruminans. Enfin,
la décomposition des cadavres des carnivores a lieu d'une manière moins prompte que celle des herbivores, quoique les
premiers se nourrissent de substances déjà animalisées.

Ontre ces différences principales entre les caractères généraux des épizooties des herbivores et celles des carnivores, on
voit en outre que ces animaux ont des maladies entièrement
distinctes, et on pourrait dire même que chaque espèce a des
maladies qui lui sont propres. La pustule maligne et le glossanthrax ne se trouvent point chez les chiens, tandis qu'on les
rencontre chez les bœufs, les moutons et les cochons. Les maladies, même qui offrent entre elles une très-grande analogie,
ne sont pas semblables dans des espèces différentes; ainsi,
l'éruption qu'on a considérée comme la variole des chiens,
n'est pas la même que celle du cowpox et du claveau, et celles-
ci sont aussi très-distinctes l'une de l'autre, quoiqu'on ne puisse
disconvenir que ces maladies aient entre elles des rapports très-
marqués. Ces nuances très-prononcées sembleraient donc indiquer que la meilleure méthode, pour traiter des épizooties
en particulier, serait de suivre une sorte de méthode zoolo-
gique, et de les considérer isolément dans chaque espèce d'a-
nimal domestique. Mais, outre l'inconvénient de cette marche,
qui exposerait à beaucoup de répétitions et de longueurs, elle
serait encore inexacte parce que plusieurs maladies sont réellement communes aux carnivores et aux herbivores. Tels sont
les différentes affections catarrhales et le typhus contagieux
qu'on rencontre chez les uns et chez les autres avec des différences très - peu considérables. Nous traiterons donc des épizooties en particulier, considérées suivant la nature des maladies et indépendamment des différentes espèces d'animaux
domestiques qu'elles peuvent affecter, à moins qu'elles ne
présentent des différences très-tranchées. Pour nous rappro-

cher le plus possible de la marche du célèbre auteur de la Nosographie philosophique, nous parlerons d'abord des épizooties de fièvres essentielles, et ensuite des phlegmasies cutanées et internes : nous adoptons ici cette marche avec d'autant plus de raison, qu'elle est en rapport avec l'importance et la gravité des épizooties.

PREMIER CHAPITRE. *Du typhus contagieux des bêtes à cornes.* Il n'est point de maladie épizootique qui ait été plus souvent observée, et sur laquelle on ait plus écrit que celle-ci ; et en effet, c'est peut-être la plus meurtrière de toutes, parce qu'elle se propage d'une manière effrayante à des distances énormes, et ravage tous les pays qu'elle parcourt, à moins qu'on ne lui oppose une barrière insurmontable. Aussi cette épizootie est celle qui a toujours plus particulièrement fixé l'attention des gouvernemens.

Les médecins et les vétérinaires, conduits par des analogies peu exactes avec les maladies de l'homme, ont tour à tour assigné à cette maladie des noms très-différens. Elle a été désignée tantôt sous le nom de peste des bœufs, de fièvre maligne, de fièvre bilieuse putride, de fièvre pestilentielle, de peste varioleuse et même de variole des bœufs, quoiqu'elle ne se rapproche exactement d'aucune de ces maladies par tous ses caractères : nous adopterons de préférence les noms de typhus contagieux qui lui a déjà été donné par les Allemands, parce que non-seulement cette maladie présente la plupart des caractères qu'on retrouve dans le typhus contagieux chez l'homme, mais encore parce qu'elle est produite dans les mêmes circonstances, par les mêmes causes, et se propage de la même manière.

La plus ancienne épizootie connue qu'on puisse rapporter au typhus contagieux est celle qui a été décrite d'abord par Fracastor, et ensuite par Ramazzini et Lancisi, et qui ravagea l'Italie en 1711, d'où elle se répandit dans une partie de l'Europe. Goelicke la signala de nouveau vers l'année 1730 sur les bords de l'Oder, dans les environs de Francfort. De 1731 à 1740, ce fléau suspendit ses ravages ; mais bientôt il se reproduisit de nouveau avec plus de force, et s'introduisit en France, où cette maladie fut étudiée avec beaucoup de soin par les facultés de médecine de Paris et de Montpellier. Elle pénétra, en 1745, en Angleterre, et vers 1750, en Hollande, où elle détruisit la plus grande partie des bœufs et des vaches. On l'a vu ensuite parcourir tout le nord de l'Europe et revenir dans le midi de la France à différens intervalles. C'est de 1774 à 1776 qu'elle a été particulièrement observée par Vicq-d'Azyr. Pendant les guerres qui ont affligé l'Europe presque sans interruption depuis vingt-cinq ans, cette épizootie meurtrière s'est reproduite de nouveau en Allemagne, en Italie, en France. Elle a particulièrement ravagé le nord de la France en 1795 et 1796, et a pénétré même jusqu'au sein de la capitale ; enfin elle a reparu au commencement de 1814 dans une partie de nos départemens, à la suite de l'invasion des armées coalisées, et elle a laissé, partout où leurs troupes ont passé, des traces qui ne s'effaceront pas de sitôt.

Des causes du typhus des bêtes à cornes, et de la manière dont il se propage. Un grand nombre de faits recueillis par tous les bons observateurs depuis Ramazzini jusqu'à nos jours, et plusieurs expériences très-bien faites, particulièrement celles du marquis de Courtivron et de Vicq-d'Azyr, qu'il serait trop long de rappeler ici, établissent, d'une manière incontestable, que le typhus des bêtes à cornes est une maladie essentiellement contagieuse. Elle se communique au moyen d'émanations qui se comportent à peu près comme celles de la peste ou typhus d'Orient, et celles du typhus des armées en Europe. Ces émanations agissent non-seulement d'une manière immédiate par le rapprochement d'un bœuf malade de ceux qui sont sains, mais elles peuvent aussi se transmettre médiatement par le moyen d'une foule de corps inertes ou vivans auxquels elles adhèrent. L'herbe fraîche, les fourrages secs, les harnois, les fumiers, les murs, les auges, etc., retiennent ces émanations, et peuvent communiquer ensuite et inoculer la maladie. Parmi une foule de faits qui constatent cette vérité, il me suffira de rappeler celui que M. Huzard a cité dans son rapport sur l'épizootie dernière. On avait envoyé dans l'établissement rural de Rambouillet une certaine quantité de vaches de réquisition pour y être logées et nourries ; elles y sont arrivées le soir, ne sont entrées dans aucune étable, ont passé la nuit dans la cour sur le fumier, et y ont mangé ; elles sont reparties le lendemain matin ; quelques-unes étaient affectées de la maladie : plusieurs sont mortes en route. Ce beau troupeau de vaches sans cornes qu'on entretenait dans l'établissement, en sortant le matin pour aller au pâturage, a traversé la cour, a flairé le fumier sur lequel avaient couché les vaches passagères, et a très-vraisemblablement mangé des débris de leurs fourages. Il n'a pas tardé à être affecté de l'épizootie, et aucune bête n'a été sauvée, malgré tous les soins de M. Jouet et de M. Huzard fils.

C'est aux substances animales, et surtout aux animaux vivans que s'attachent particulièrement les émanations contagieuses. Des bœufs sains les ont souvent transmises à d'autres, qui sont morts de la maladie, quoique les premiers en aient été exempts. Plusieurs exemples prouvent aussi que des chiens, des chevaux, des poules ont transporté la contagion d'une ferme à une autre, quoique ces animaux ne soient pas ordinairement susceptibles d'en être atteints eux-mêmes; mais ce sont particulièrement les hommes qui, à l'aide de leurs vêtemens, répandent le plus souvent la contagion. Aussi les nourrisseurs et les cultivateurs doivent-ils avoir le plus grand soin, dans cette épizootie, d'éloigner de leurs étables tous les marchands, les prétendus guérisseurs, les simples curieux, et même les vétérinaires. Ceux qui portent l'attention jusque à ne laisser pénétrer qui que ce soit dans leurs étables, à y renfermer leurs bestiaux, à ne point fréquenter eux-mêmes les marchés, et à fuir avec soin non-seulement le voisinage de tous les bestiaux qui peuvent être infectés, mais même tous ceux qui les approchent, préservent constamment leurs troupeaux de la maladie, comme le prouve un grand nombre de faits. Cette vérité est constatée depuis longtemps, et nous avons eu par nous-même occasion de nous en convaincre dans l'épizootie dernière. M. Dupuis et moi, nous avons visité à Paris plusieurs nourrisseurs qui, avec les sages précautions que nous venons de recommander, ont eu le bonheur de préserver en entier leurs troupeaux, tandis que leurs voisins, dans la même rue, qui avaient négligé tous ces soins, ont perdu presque la totalité de leurs vaches.

Le foyer principal de la contagion dans le département de Paris, pendant l'épizootie dernière, était au marché aux vaches à la Chapelle. Toutes celles qui avaient été reprises aux troupes alliées, ayant été réunies dans cet endroit, et étant pour la plupart malades, tous ceux qui vinrent les réclamer, ou qui achetèrent celles qui n'avaient pas été redemandées, portèrent la contagion dans les étables. L'arrivée des troupes coalisées dans les villages ou les fermes produisait les mêmes résultats; la litière qui leur avait servi dans leur camp agissait aussi de la même manière, et on a constamment remarqué que la maladie commençait toujours à se manifester dans chaque village chez ceux qui avaient eu l'imprudence de ramasser les litières que les soldats avaient abandonnées.

Il paraît que les émanations contagieuses du typhus des bêtes à cornes se transmettent facilement par l'intermède de l'air, surtout lorsqu'il est agité par les vents. L'atmosphère transporte alors la contagion à une certaine distance. M. de Berg de Bruxelles a particulièrement constaté ce fait. Il observe (*Mém. de la soc. royale de médecine*, année 1778) qu'une étable saine, bien isolée sous tous les rapports, mais placée sous le vent, sera nécessairement infectée, si elle n'est qu'à cent ou deux cents pas d'une autre étable où règne la maladie. La communication a encore lieu d'une manière plus rapide dans les prairies, lors même que les bestiaux sont isolés; mais dans de vastes étables séparées par de nombreuses cloisons, qui ne s'élèvent qu'un peu audessus des animaux, et laissent une libre circulation à l'air dans la partie supérieure, M. de Berg s'est assuré que la maladie ne se propageait jamais d'une cloison à l'autre, pourvu qu'on évitât toute communication immédiate.

Quant aux causes qui donnent naissance aux émanations contagieuses du typhus, elles ne sont pas aussi bien connues que la manière dont ces miasmes se communiquent. On a remarqué que dans les premières épizooties de cette nature qui se sont d'abord manifestées en Italie, la contagion a été apportée par des bœufs venant de Hongrie, et depuis cette époque on a eu plusieurs fois l'occasion de faire la même observation; mais cependant cette maladie n'existe point en Hongrie d'une manière endémique, comme on s'en est assuré par le rapport de plusieurs médecins et vétérinaires du pays. On a d'ailleurs observé le typhus des bêtes à cornes dans presque toutes les guerres de quelque durée, et à la suite de la plupart des armées, toutes les fois que pour l'approvisionnement des troupes les bœufs et les vaches parcourent des distances assez considérables, sont forcés dans leur marche, et séjournent, étant ainsi surmenés, dans des étables où ils sont entassés et mal nourris, ou lorsqu'ils bivouaquent exposés à toutes les intempéries de l'air. On sait d'ailleurs que l'influence de l'air humide, surtout pendant les nuits, est certainement une cause prédisposante à cette maladie. La plupart des vaches qu'on avait cachées dans les forêts pendant l'invasion des troupes coalisées, ont ensuite contracté la maladie en rentrant dans leurs étables, tandis que plusieurs vaches, qui étaient dans le même pays, n'ont pas été frappées de la contagion. Tous ces faits sur l'origine du typhus des bêtes à cornes établissent, à ce qu'il me semble, une grande analogie entre le typhus des armées et cette maladie des bestiaux, et conduisent nécessairement à penser que les causes sont les mêmes, quoique ces deux maladies contagieuses soient néanmoins distinctes et ne se communiquent point des animaux à l'homme, et de l'homme aux animaux, comme le prouve l'observation constante depuis plus de deux siècles. Mais le typhus contagieux des bêtes à cornes peut-il se communiquer à d'autres animaux? c'est une autre question que l'observation semble avoir résolue d'une manière affirmative. Vicq-d'Azyr rapporte que pendant l'épizootie qui ravagea la Normandie en 1775, plus de cent cinquante chiens périrent, dans les étables infectées, et avec plusieurs symptômes de la maladie. Des chats, des cochons, des poules même furent victimes de cette épizootie, mais avec des symptômes différens. En supposant donc que ces différens animaux n'aient pas succombé à la même maladie, il est difficile de ne pas considérer le typhus comme la cause de l'affection morbifique qui les a fait périr. Pendant l'épizootie de 1814, on a traité trois chèvres attaquées de la même maladie : deux à l'école vétérinaire de Lyon et une à celle d'Alfort.

L'incubation des miasmes contagieux, avant le développement des symptômes de la maladie, est ordinairement, à ce qu'il paraît, de quelques jours seulement. Haller cite cependant un exemple, dans lequel les symptômes ne se manifestèrent que plus d'un mois après l'exposition à l'influence contagieuse : aussi est-il probable qu'il faut quarante jours au moins d'isolement pour s'assurer que des bestiaux qui ont communiqué avec des animaux malades ne sont réellement point infectés. Dans quelques cas, peut-être même doit-on reculer ce terme encore davantage.

Des symptômes du typhus contagieux des bêtes à cornes. Lorsque l'animal est menacé de cette maladie, et qu'elle est sur le point de se développer, on observe ordinairement qu'il est triste, abattu. Quelquefois cependant, comme dans l'épizootie du Bordelais, il semble, au contraire, plus gai qu'il ne paraît l'être habituellement, et il se livre à des mouvemens désordonnés. Dans le premier cas, il cherche à rentrer à l'écurie lorsqu'on veut le conduire aux champs. Bientôt l'appétit diminue; l'animal rumine plus lentement, et cesse même de ruminer : le lait est beaucoup moins abondant dans les vaches; il est plus clair, plus fade, le pis est flasque, les urines sont plus colorées et fétides. L'animal lève souvent la tête en l'air comme s'il éprouvait une espèce de gêne dans le cou. L'épine dorsale est très-sensible au toucher, et il fléchit si on le touche un peu fortement le long des lombes. Si on le presse dans la région épigastrique, il se voûte en dessus. Du reste, on observe une accélération dans le pouls, qui donne toujours de quarante à quarante-cinq pulsations par minute lorsqu'on touche l'artère maxillaire qui est la plus facile à saisir.

Dans la première période de la maladie, l'animal malade présente un aspect tout particulier; la tête est pendante, les oreilles sont basses, le poil paraît comme hérissé ou piqué; les jambes antérieures sont écartées, et les postérieures rapprochées de celles de devant, de manière que l'épine est courbée vers le dos. Si l'animal marche, il paraît ivre, chancelle et heurte le sol avec son pied; souvent il traîne une jambe qui paraît plus roide que l'autre, ou comme engourdie. Si, lorsqu'il est dans cet état, on lui soulève la tête, elle retombe comme une masse, et si on la tient relevée quelque temps, il paraît étourdi et chancelle. Alors les vaches ne donnent que très-peu de

lait ou point du tout. Les trayons sont froids et comme emphysémateux. On remarque, dès les premiers symptômes, des
frissons partiels, une chaleur assez prononcée, et alternativement un froid très-remarquable à la base des cornes et des
oreilles, une adhérence plus ou moins générale de la peau
aux muscles, des grincemens de dents, des convulsions de
quelques muscles, principalement de ceux du cou, du grasset
et du coude. On observe une sorte de tremblement particulier de la tête, et de temps en temps des secousses générales,
comme convulsives d'une partie des muscles du tronc, avec
une élévation brusque de la tête, comme si l'animal y éprouvait des élancemens douloureux. La chaleur du corps est plus
considérable que dans l'état naturel, la soif est très-vive, et
souvent l'animal paraît avaler avec peine; le pouls est dur,
fréquent, et donne cinquante à soixante pulsations par minute; les yeux sont larmoyans, la conjonctive est violacée,
par fois jaunâtre, les paupières sont tuméfiées, la membrane nasale est aussi très-rouge, ou même violette; il s'é-
coule par la bouche et les narines, une mucosité plus ou
moins épaisse et abondante; dans quelques individus seulement, les narines sont sèches. L'animal tousse assez souvent,
mais ce symptôme peut être quelquefois entièrement étranger
au typhus, parce que la plupart des vaches des nourrisseurs
sont ordinairement phthisiques. Dès cette première période,
les parties latérales des lombes sont emphysémateuses, et
crépitantes au toucher.

Pendant la seconde période, qui commence plus tôt ou plus
tard, et qui s'étend ordinairement du troisième au cinquième
jour, les symptômes précédens subsistent et s'accroissent, la
fièvre est plus forte, et marquée par des exacerbations irrégulières, auxquelles succèdent des espèces de rémissions, pendant lesquelles les cornes, les oreilles et les pieds sont tantôt
froids, tantôt très-chauds, et quelquefois même, pendant
qu'une de ces parties est froide, l'autre offre une chaleur très-
sensible au toucher. L'animal est souvent alors dans une sorte
de somnolence, les paupières sont fermées; mais ce sommeil
est fréquemment interrompu par les secousses dont nous avons
parlé. Pendant les exacerbations, l'animal est inquiet, agité,
et se couche et se relève plusieurs fois; la respiration devient
plus ou moins accélérée, elle est quelquefois accompagnée
d'espèces de gémissemens, et d'une sorte de bruissement particulier. Les inspirations sont très-courtes et comme incomplettes; les larmes qui s'écoulent excorient la peau de l'angle
interne de l'œil; les mucosités nasales et buccales sont un peu
plus épaisses et fétides; le gonflement emphysémateux des
parties latérales de l'épine augmente; la constipation qui a

presque toujours lieu dans la première période, se continue
assez souvent dans la seconde, d'autres fois la diarrhée survient.

La troisième période de la maladie ne commence, dans la
plupart des cas, que le cinquième jour; elle est principalement caractérisée par l'accélération du pouls, qui donne
soixante-dix à quatre-vingt pulsations, par la fréquence de la
respiration, l'accroissement de l'emphysème, la diarrhée,
très-considérable, et souvent par des aphtes à la bouche, ou
des éruptions cutanées. Si la maladie fait des progrès en mal,
la diarrhée augmente, devient sanguinolente et excessivement
fétide, les yeux sont caves et ternes, l'animal bat des flancs
et pousse des espèces de gémissemens; il s'accroupit, comme
s'il éprouvait des épreintes, et lance quelquefois des excrémens à trois ou quatre pieds de distance; l'épine dorsale
et les lombes sont alors insensibles au toucher, le gonflement
emphysémateux s'étend souvent sur les flancs et partout le
tronc; le pouls est petit, faible, insensible, intermittent, la
prostration est extrême : cependant, quelquefois l'animal
reste debout jusqu'au dernier moment, et ne tombe que très-
peu de temps avant de mourir, et presque toujours en s'éloi-
gnant du ratelier. D'autres fois, l'animal se couche beaucoup
plus tôt, et fait ensuite de vains efforts pour se relever. Il
arrive dans quelques cas très-rares, qu'il ne survient pas de
diarrhée, et alors l'animal s'affaiblit moins promptement.

Si la diarrhée est modérée, qu'il se soit manifesté des
aphtes dans la bouche, vers la fin de la seconde période,
ou qu'on ait observé sur les mamelles, les trayons, ou dans
l'intérieur des cuisses de petits boutons de forme conique,
très-analogues à ceux de la variété la plus ordinaire de la
fausse vaccine, on peut présumer que la terminaison de la maladie sera favorable, surtout si l'animal n'a pas constamment refusé les alimens. Il y a beaucoup à espérer, toutes les fois que
l'animal passe le cinquième jour, et il est rare qu'il périsse au
delà du septième, surtout quand il est survenu des aphtes et
des pustules; mais quelquefois la maladie fait des progrès rapides, et l'animal meurt dans l'espace de deux à trois jours.
Lorsque le malade guérit, la convalescence est toujours très-
lente, et dure souvent plusieurs semaines, pendant lesquelles
l'animal éprouve souvent de petits accès irréguliers de fièvre.

Ouverture des cadavres. Nous réunirons ici toutes les altérations différentes qu'on a rencontrées à l'ouverture des
cadavres, comme nous avons rapproché dans le même cadre
les différens symptômes qui ont été le plus ordinairement
observés : la conjonctive et la membrane nasale sont presque constamment rouges, ou d'un violet tirant sur le noir. La

membrane de la bouche et celle du pharynx qui en est la continuation sont assez souvent de la même couleur, et quelquefois garnies d'aphtes ou de petits ulcères, comme nous l'avons déjà indiqué. La membrane muqueuse qui tapisse la face interne des estomacs, surtout celle du feuillet, de la caillette, et quelquefois même une partie de celle de l'intestin, sont dans un état de rongeur et de tuméfaction, comme on l'observe ordinairement dans les inflammations adynamiques; la membrane muqueuse du feuillet est particulièrement d'un rouge violet foncé, ou noir, et se détache facilement de la couche musculeuse, principalement chez les animaux qui ont pris beaucoup de médicamens échauffans; elle adhère souvent alors aux alimens desséchés; de sorte qu'on l'arrache en voulant retirer les résidus endurcis et compactes des alimens. La membrane muqueuse de la vessie, et même celle des uretères et du bassinet, sont souvent très-rouges. La vulve, dans les vaches, est quelquefois gonflée, et l'intérieur du vagin participe à cet état de phlogose général des membranes muqueuses. M. Dupuis a observé dans l'épizootie dernière, que le canal intestinal, très-rouge dans une partie de son étendue, contenait des mucosités épaisses, comme du blanc d'œuf. Il a remarqué aussi, une fois seulement, des espèces d'aphtes, ou de petites pustules analogues à celles de la variole pour leur forme, et qui étaient disséminées dans le larynx, et sur toute la face interne des intestins grêles, dont la muqueuse était gonflée et épaissie. Les membranes séreuses de la poitrine et du bas-ventre ne paraissent presque jamais essentiellement affectées dans le typhus des bêtes à cornes, quoique les différens auteurs indiquent souvent des taches gangreneuses sur les plèvres, le diaphragme, les poumons, le foie, la rate et les intestins; mais ces taches sont ordinairement dues à des ecchymoses ou des extravasations d'un sang veineux très-noir, qui s'accumule audessous des membranes séreuses, et rarement dans leur tissu; elles n'ont jamais le caractère de décomposition propre à la véritable gangrène. L'examen du système nerveux, qui n'avait pas encore été assez bien observé, a particulièrement fixé l'attention de M. le professeur Dupuis, et dans plusieurs ouvertures de cadavres faites pendant l'épizootie de 1795 et pendant celle de 1814, voici ce qu'il a constamment observé. «La moelle épinière est plus injectée et plus molle que dans l'état naturel; la petite méninge, souvent un peu plus rouge, contient entre ses duplicatures, une grande quantité de sérosité limpide et transparente. Cette sérosité est tellement abondante, surtout vers la région lombaire et sacrée, et la substance médulaire est dans cet endroit tellement ramollie, qu'elle se réduit par l'attouche-

ment en une sorte de bouillie, et qu'on serait tenté de croire
à une espèce d'hydrorachis, à en juger seulement par l'état de
ces parties sur les cadavres; le tissu cellulaire des nerfs lombaires et sacrés, qui se rendent au rachis, est ordinairement
gorgé d'une sérosité sanguinolente, et sur une vache observée
en 1795, les filets nerveux étaient parsemés de très-petites
ecchymoses noires. Le cerveau, dans les animaux morts du
typhus, n'est pas à beaucoup près aussi mou que la moelle
épinière. Il paraît être le plus souvent dans l'état naturel; quelquefois, cependant, il est plus injecté, et les méninges sont
aussi plus rouges. Les ventricules sont assez souvent remplis
d'une sérosité abondante et quelquefois citrine. M. Dupuis a
vu dans un cas l'arachnoïde parsemée de petites ecchymoses
noires dans les replis que cette membrane forme entre les circonvolutions du cerveau. Il a observé la même altération sur
les plexus choroïdes. Vicq-d'Azyr a vu deux fois seulement la
substance cérébrale ramollie et jaunâtre; mais cette altération
était sans doute accidentelle et étrangère à la maladie principale, et l'état de la moelle épinière est ce qu'il y a de plus
constant et de plus remarquable dans le système nerveux des
animaux morts du typhus. Quant aux organes de la circulation
et de la respiration, ils ne présentent ordinairement rien de
particulier, à moins qu'il n'y ait complication d'une phlegmasie
des plèvres ou des poumons : cependant, on observe presque
toujours que le sang est en petite quantité, noir, fluide, sans
concrétions albumino-fibrineuses. On remarque que le cœur
est mou en général, et quelquefois parsemé, même dans ses
ventricules, d'espèces d'ecchymoses formées par un sang noir,
épanché sous la membrane propre, ou dans le tissu cellulaire
environnant. Les bronches sont souvent remplies d'une mucosité sanguinolente; la muqueuse qui les tapisse est assez ordinairement rouge; à moins d'un cas particulier de péripneumonie, les poumons sont presque toujours sains; cependant
Vicq-d'Azyr, dans une complication de cette nature, sans
doute, prétend qu'il a vu quelquefois des parties du poumon
gangrenées. M. Dupuis a aussi observé sur plusieurs cadavres, une infiltration d'air dans le tissu du poumon; les
veines à la base du cerveau contenaient quelquefois de
l'air; la respiration chez ces animaux avait été très-gênée.
Le foie et la rate sont ordinairement plus mous et plus
gorgés de sang que dans l'état naturel; la vésicule du
fiel est presque toujours très-dilatée par une bile liquide et
jaunâtre. Les reins n'ont jamais rien offert de particulier;
du reste, tous les autres organes abdominaux sont le plus
souvent dans l'état sain, à l'exception des altérations dont
nous avons parlé sur les membranes muqueuses, et des ecchy-

moses qu'on observe quelquefois à la surface des différens organes audessous de la membrane péritonéale.

Des différentes variétés du typhus des bêtes à cornes. Tous les caractères que nous avons indiqués à l'article des symptômes de cette maladie, et les différentes altérations que nous avons désignées comme se trouvant dans les cadavres, ne se rencontrent jamais sur les mêmes individus : ils sont plus ou moins disséminés, et il est rare même qu'on les observe tous dans une seule épizootie. Chaque épizootie présente des variétés qui la distinguent des autres épidémies de même nature; ainsi l'éruption varioleuse était un caractère dominant de l'épizootie de 1711, décrite par Lancisi et Ramazzini, tandis que l'affection catarrhale des membranes muqueuses se rencontrait principalement dans la même maladie sur les bords de l'Oder. Suivant la description que M. Munnick fait de l'épizootie de Hollande, elle était souvent accompagnée de dépôts considérables à la bouche, avec gonflement de la langue. L'inflammation des poumons compliquait aussi quelquefois cette maladie; les aphtes étaient surtout un des symptômes constans de l'épizootie du Condomois, dont Vicq-d'Azyr nous a tracé l'histoire. La diarrhée et la dysenterie accompagnaient presque toujours la dernière période de la maladie dans l'épizootie de 1814. Ces différences et plusieurs autres qui ont été observées dans les épizooties du typhus contagieux des bêtes à cornes, ne changent rien aux caractères généraux de la maladie; néanmoins elles seraient importantes à connaître pour compléter l'histoire du typhus, et surtout afin de préciser le mode de traitement. Il serait utile, par exemple, de considérer cette maladie lorsqu'elle est régulière et avec éruption, ce qui est, comme dans le typhus contagieux chez l'homme, le cas le plus simple et le plus favorable, ou lorsqu'elle est irrégulière et sans éruption, ou enfin compliquée plus particulièrement avec différentes phlegmasies. Mais nous n'avons pas encore assez d'observations bien rédigées pour pouvoir classer toutes les variétés de typhus, et d'ailleurs la comparaison des différentes épizooties entre elles m'entraînerait beaucoup trop loin. Je me contenterai seulement ici, pour fixer l'attention sur ces variétés, de rapporter succinctement une histoire particulière de l'épizootie de 1796, et une autre de celle de 1814, qui, toutes deux, m'ont été communiquées par M. Dupuis.

Au mois d'août 1796, un particulier de la commune de Romainville, ayant acheté une vache venant de la Flandre, où régnait l'épizootie, toutes ses vaches furent infectées, et périrent. La dernière étant malade, il la conduisit à l'École d'Alfort, pour la faire traiter. Elle avait refusé, la veille, de manger et de donner du lait; elle était au second jour de sa maladie, lorsqu'elle entra à l'Ecole. Cette bête, sous poil pie alzan, âgée de six ans, présentait alors les symptômes suivans. Le poil était terne, piqué, la peau sèche, rude et collée aux muscles ; les oreilles et les cornes étaient froides. La conjonctive avait une couleur jaunâtre, les yeux paraissaient fixes, les narines étaient dilatées et sèches, ainsi que le mufle. La salive était visqueuse, filante et en petite quantité. L'animal agitait sa tête de haut en bas, d'une manière particulière, et avait une sorte d'ébranlement général. A chaque expiration, on remarquait dans les muscles des mouvemens convulsifs, partiels, et comme fibrillaires aux grassets, aux coudes, sur les côtes, le dos et les cuisses. Il paraissait inquiet, changeait continuellement de position, portait tantôt sur une jambe, tantôt sur une autre, et souffrait lorsqu'on lui pressait l'épine. Le pouls était accéléré, un peu dur, petit et intermittent, la respiration fréquente, embarrassée ; l'animal poussait des espèces de gémissemens ; l'air expiré produisait sur la peau la sensation d'un air froid. Les excrémens étaient bruns, liquides et très-fétides, la vache les rendait souvent sans épreintes et sans effort. Le troisième jour, le pouls était petit, faible, très-accéléré, intermittent, et s'effaçait sous la pression du doigt. La respiration paraissait très-courte, et faisait entendre un bruissement remarquable à chaque expiration ; les mouvemens convulsifs étaient plus fréquens, le froid des cornes plus intense. L'animal n'était plus sensible à la pression sur l'épine dorsale et les lombes. Cet état n'offrant aucun espoir de guérison, et la mort de l'animal étant certaine, il fut tué le même jour, et ouvert sur-le-champ. La bouche et l'œsophage n'offraient rien de remarquable ; les alimens étaient secs et comme brûlés dans le feuillet ; la membrane muqueuse de la caillette et des intestins était très-rouge ; le foie paraissait gorgé de sang, mais sans altération ; la vésicule du fiel était très-grosse, et contenait beaucoup de bile ; les reins, la vessie et la matrice étaient dans l'état naturel ; la trachée-artère renfermait beaucoup d'écume sanguinolente, et quelques débris d'alimens qui avaient pénétré jusqu'à la division des bronches ; les poumons, du reste, étaient sains. On remarquait dans le ventricule gauche du cœur, de larges ecchymoses au-dessous de sa membrane interne ; l'arachnoïde était parsemée de petites taches noires dans les sillons qui séparent les circonvolutions du cerveau vers les couches olfactives, et sur les plexus choroïdes. La moelle épinière était ramollie et environnée, dans son étui membraneux, de beaucoup de sérosité. Il y avait du sang épanché et coagulé entre les filets des nerfs qui s'échappaient par les trous intervertébraux ; ils étaient en outre recouverts de taches noires qui étaient surtout très-abondantes vers la terminaison de la moelle épinière.

Une autre vache fut amenée, le 1er. avril 1814, à l'Ecole vétérinaire d'Alfort, pour y être traitée du typhus qu'elle avait contracté. Le deuxième jour, les extrémités antérieures, écartées l'une de l'autre, étaient rapprochées des postérieures ; l'épine voûtée en dessus, était très-sensible au toucher, surtout en arrière du garot. Le dos et une partie des lombes étaient dans un état d'emphysème, le col légèrement alongé, la peau comme collée sur les côtes. La température du corps paraissait, au moins au toucher, plus élevée que dans l'état naturel ; on sentait surtout une chaleur remarquable à la base des cornes et des oreilles ; on observait, dans la bête malade, des espèces de frissons ou des tressaillemens partiels de la peau, qui étaient surtout très-remarquables à la pointe du coude et au grasset ; la soif était excessive ; l'animal cherchait toujours à boire, et la déglutition des liquides ne s'opérait que très-difficilement ; le pouls était fréquent et un peu tendu ; l'air expiré était très-chaud ; la respiration était courte, plaintive ; l'animal faisait entendre de temps en temps un grincement de dents, qui était ordinairement suivi d'une regurgitation de liquides qui semblaient remonter du rumen dans l'œsophage ; la membrane muqueuse nasale, ainsi que la conjonctive, étaient rouges. Le deuxième jour, la position générale était à peu près semblable à celle du premier jour ; le col était encore plus alongé, la respiration plus plaintive ; les oreilles penchées en arrière et en bas, étaient, ainsi que les cornes, tantôt froides et tantôt chaudes. L'emphysème s'étendait sur la totalité des lombes, l'encolure et la cuisse droite ; l'artere était tendue ; le pouls petit, faible et accéléré ; les autres symptômes étaient les mêmes que la veille. Le troisième jour, l'emphysème était devenu général, et surtout très-considérable dans les diverses régions du corps où le tissu cellulaire était plus lâche et plus abondant ; le pouls, très-accéléré, était à peine sensible ; la respiration paraissait moins plaintive ; il s'écoulait de la bouche une bave verdâtre. L'animal qui avait été constipé les deux premiers jours, fut pris de la diarrhée dans le courant du traitement. Le quatrième jour, le pouls était à peine sensible ; l'animal, tourmenté sans cesse, se couchait et se relevait à chaque instant ; les oreilles et les extrémités étaient extrêmement froides, les conjonctives violacées ; enfin, l'animal mourut à dix heures du matin, immédiatement après avoir pris un breuvage.

On fit l'ouverture du cadavre une demi-heure après la mort. On observa aussitôt après avoir incisé le bas-ventre, que l'épiploon présentait des taches noirâtres ; il y avait dans le milieu du diaphragme une large ecchymose noire , et qui ressemblait à une partie gangrenée ; on l'apercevait également sur les deux faces antérieure et postérieure de cet organe ; le feuillet présentait des taches également noires sur presque toutes ses lames. La membrane muqueuse de la caillette , des intestins grêles et d'une portion du gros intestin , était d'une couleur lie de vin. En la disséquant attentivement , dans plusieurs points , on s'assura que la membrane musculeuse était légèrement enflammée ; le tissu adipeux qui se trouve sur les lombes , et qui environne les reins , était emphysémateux à un tel point , qu'il remplissait un quart de la cavité abdominale et pelvienne ; il était de plus noir et comme gangrené dans plusieurs points. A l'ouverture de la cavité thoracique , le poumon était complétement dilaté , et remplissait en entier le thorax ; il avait sa couleur naturelle ; le tissu cellulaire qui environne les vaisseaux , et qui unit les lobules du poumon entre eux , était tellement emphysémateux , qu'on les isolait très-facilement les uns des autres. Le tissu cellulaire , environnant le péricarde , était dans le même état d'emphysème ; les membranes muqueuses des voies aériennes étaient enduites d'un mucus verdâtre très-épais. La membrane muqueuse , qui tapisse l'intérieur de la bouche , était parsemée d'une assez grande quantité d'érosions , semblables aux ulcérations qu'on observe sur la membrane nasale dans la morve ; l'arrière-bouche et le pharynx offraient la même particularité. La membrane nasale était violacée ; les vaisseaux qui se ramifient sur les cornets étaient très-dilatés et remplis de sang. Le système veineux de l'encéphale était en général très-injecté ; le tissu cellulaire, qui unit l'arachnoïde à la pie-mère, paraissait rempli d'air et emphysémateux , comme le tissu cellulaire des autres cavités. Les ventricules contenaient un liquide de couleur brune. Le canal rachidien n'a pas été ouvert ; la dissection des nerfs lombaires n'a rien offert de particulier.

Quoique ces deux observations ne soient pas aussi complettes qu'on pourrait le désirer , elles suffisent néanmoins pour indiquer deux variétés du typhus contagieux , et pour faire sentir la nécessité de tracer avec soin les histoires particulières de cette maladie afin d'arriver un jour à bien distinguer entre elles les variétés ; ce qui est indispensable pour établir ensuite une bonne méthode de traitement.

Du traitement curatif du typhus contagieux des bêtes à cornes. Il serait presque impossible d'offrir ici la liste de tous les médicamens qu'on a imaginés pour la guérison du typhus des bêtes à cornes ; il suffit de dire que tout ce qui a été employé dans les fièvres graves, chez l'homme , a été tour à tour tenté pour combattre cette affreuse maladie. Ceux qui voudront connaître avec détail ce qui a été écrit sur le traitement du typhus , pourront consulter avec avantage l'ouvrage de Vicq-d'Azyr , où il a passé en revue les méthodes de traitement adoptées par les différens auteurs , et comparé ensuite celles qu'on a appelées rafraichissantes avec saignées et sans saignées, celles qui ont été nommées échauffantes, purgatives, et enfin les méthodes qu'on a désignées sous le nom de mixtes. Vicq-d'Azyr , en examinant les résultats exacts de toutes ces méthodes , les regarde toutes comme mauvaises , et pense que tous les moyens employés jusqu'à ce jour sont inutiles. M. de Berg va même plus loin , il croit qu'ils sont nuisibles. Il semble en effet , d'après une expérience faite par les députés des états de Flandre , que les ressources de la nature abandonnée à elle seule dans cette maladie ont un avantage de quatorze par cent sur les remèdes essayés. Mais on n'a pas fait attention que les remèdes employés l'avaient été d'une manière générale, et, chez tous les individus, de la même manière. Or, si on cherche dans nos médicamens des spécifiques , sans doute on a raison de les rejeter ; il n'y a pas plus de spécifiques pour le traitement du typhus que pour les autres maladies : tous les remèdes , dans ce sens , sont mauvais quand ils ne sont pas modifiés suivant les cas, et adaptés , pour ainsi-dire, à chaque individu. C'est parce qu'on n'a jamais suivi ce sage précepte , dans le traitement du typhus contagieux des bêtes à cornes , que tous les moyens thérapeutiques ont toujours été sans succès. Les traitemens généraux , même les plus rationnels, appliqués d'une manière aveugle et routinière sans aucune modification , sont , comme les recettes , le partage du commérage , de l'ignorance et du charlatanisme , et ajoutent seulement au danger de la maladie. Il faut convenir aussi que c'est surtout dans le traitement des fièvres essentielles , que nos moyens sont plus bornés , et que la thérapeutique est le plus en défaut. Mais , néanmoins , on ne peut disconvenir que certains préceptes généraux , convenablement appliqués et modifiés, suivant les circonstances, ne tendent à favoriser, dans ces maladies, les efforts de la nature, et que le médecin, même avec ces moyens bornés, ne puisse être très-utile : je ne pense donc pas qu'on doive renoncer à employer les secours de la thérapeutique, pour le typhus des bêtes à cornes, et qu'il faille surtout les remplacer par la plus mauvaise de toutes les méthodes , celles de l'assommement. Je tâcherai d'indiquer ici une méthode rationnelle de traitement analogue à celle qui est adaptée au typhus contagieux chez l'homme, mais avec les modifications convenables, sans rien adopter exclusivement, et sans rien proscrire d'une manière absolue , suivant les cas.

Première période. Cette maladie, à son début, est quelquefois accompagnée de symptômes d'irritation, qui peuvent, dans certains cas, nécessiter l'emploi de la saignée. Elle est cependant, en général, plus nuisible qu'utile dans cette maladie, comme dans le typhus contagieux chez l'homme; mais lorsque l'animal est jeune, vigoureux, que le pouls est plein, dur et fréquent, qu'il y a de la gêne dans la respiration, de la toux, que l'épigastre est très-douloureux au toucher, que l'animal est sans cesse dans une agitation continuelle, et que les différens symptômes qui se présentent donnent lieu de soupçonner quelques phlegmasies locales, ou un excès d'irritation générale, il est utile, dans ce cas, de recourir à une ou deux petites saignées. On peut les pratiquer, soit à la jugulaire, soit sous la queue, soit à l'extrémité de la queue : dans ces mêmes cas, les sangsues appliquées, en certain nombre, tantôt à la base des oreilles, tantôt, suivant les circonstances, sur les parties latérales du tronc, peuvent produire de très-bons effets. Il ne faut pas aussi négliger les ventouses scarifiées, dont on fait, en général, trop peu d'usage chez les animaux. Tous ces moyens deviendraient, au contraire, extrêmement nuisibles, si, dès l'invasion de la maladie, l'animal était tres-abattu et avait un pouls faible et intermittent. Vicq-d'Azyr, à l'exemple de Ramazzini et de plusieurs autres médecins, est peut-être un peu trop généralement partisan de la saignée. Il dit, à la vérité, avoir remarqué que, dans le Condomois, particulièrement, les accidens étaient plus graves et la mort plus prompte chez les animaux qui n'avaient pas été saignés : mais cette vérité, de fait, pour l'épizootie du Condomois, peut-elle être regardée comme applicable à toutes ? Ce médecin cite lui-même des cas où la saignée avait paru nuisible, et d'autres où les animaux ont très-bien guéri sans être saignés.

C'est dans la première période que les boissons émollientes, ou quelquefois légèrement acidulées, peuvent spécialement convenir : telles sont les décoctions de mauve, d'orge, de farine de seigle, de son, et beaucoup d'autres semblables. On ajoutera à ces décoctions, si l'animal ne tousse pas, une quantité suffisante de vinaigre, d'acide nitrique ou muriatique, pour les rendre légèrement acides au goût. On peut aussi se servir, avec avantage, des décoctions de pommes, de cerises, de courge, et d'autres fruits analogues, selon la saison. Les lavemens émolliens et huileux, les potions préparées avec l'huile de lin, sont aussi particulièrement recommandables dans la période d'irritation, surtout lorsque la constipation est opiniâtre; ce qui a lieu le plus souvent. Vicq-d'Azyr, dans ses observations faites aux environs de Bordeaux, cite l'exemple d'un particulier qui avait traité ses bœufs avec le plus grand succès, à l'aide de ces moyens : et les membres de l'Académie de Stockolm ont également, de leur côté, vérifié l'avantage de cette méthode relâchante, employée dès le début de la maladie. D'une autre part, une foule de faits constate les grands inconvéniens des remèdes chauds et excitans administrés dans la première période de la maladie. L'analogie du typhus contagieux chez l'homme, avec celui des bêtes à cornes, et l'avantage qu'on obtient presque constamment dans les premiers temps de cette maladie, de la méthode relâchante, prouveraient encore, s'il en était besoin, la nécessité de calmer d'abord l'irritation de la plupart des membranes muqueuses, qui sont presque simultanément affectées dans le typhus contagieux des bêtes à cornes, comme dans celui des armées.

On a beaucoup vanté l'usage des bains, lorsque la saison n'est pas trop rigoureuse, et ils sont en effet très-utiles, toutes les fois qu'on a soin de bouchonner et de sécher l'animal sortant du bain, et de le couvrir ensuite avec un drap. On peut suppléer à ce moyen, en employant des fumigations émollientes, acides ou aromatiques, qu'on peut pratiquer facilement en recouvrant le corps de l'animal de toile cirée, et en plaçant sous lui des vases remplis de décoctions chaudes.

C'est aussi dès la fin de la première période qu'on doit recourir aux bouillons de viande, surtout si les malades s'affaiblissent promptement. Vicq-d'Azyr rapporte un assez grand nombre de faits dans lesquels ce moyen a réussi, pour qu'il ne doive pas être négligé. Il a eu un grand succès dans l'épizootie de 1775, aux environs de Toulouse et de Bordeaux, où tous les habitans des campagnes sacrifiaient leurs volailles pour nourrir leurs vaches. On conçoit en effet qu'une nourriture douce et légère, comme le bouillon, doit être utile pour réparer les pertes et soutenir les forces, lorsque les organes de la digestion sont très-affaiblis chez les ruminans ; et quoique cet aliment ne puisse pas être considéré comme jouissant de véritables propriétés médicatrices, cependant il doit agir à la manière des décoctions émollientes sur les surfaces enflammées des membranes muqueuses, des estomacs et des intestins de ces animaux.

Lorsque, dans la seconde période, les symptômes d'irritation sont diminués par les saignées et les boissons émollientes, et que le froid des cornes et des extrémités se prolonge, il est très-important d'établir à la peau différens points d'irritation, pour produire une révulsion nécessaire et favoriser l'espèce de crise qui a souvent lieu vers cet organe. C'est alors que les sétons au col, au fanon, sur le thorax, que les linimens volatils, aromatisés, camphrés, et même cantharidés le long de l'épine et sur les parties internes des cuisses, doivent être employés avec succès. Si même l'animal s'affaiblit, et que la maladie fasse des progrès, il faut se hâter de recourir aux stimulans extérieurs les plus énergiques ; aux sinapismes, aux vésicatoires, au moxa, et même aux scarifications, avec application de fer rouge, moyen très-puissant, et qu'il ne faut quelquefois pas négliger. Ces applications irritantes doivent être faites principalement sur les parties latérales de l'épine ou du thorax, ou sur les extrémités ; mais il faut éviter de pratiquer de trop longues incisions à la peau, et de l'excorier dans une grande étendue. Les scarifications, quoique cautérisées par le fer rouge, donneraient lieu à une suppuration de longue durée, et les grandes surfaces excoriées par les sinapismes ou les vésicatoires, pourraient se gangrener rapidement ; le pansement de ces escarres deviendrait difficile, retarderait la guérison, et laisserait ensuite des cicatrices qui diminueraient beaucoup la valeur de l'animal. C'est par cette raison que les cataplasmes de moutarde, et quand on ne peut s'en procurer, les applications de toutes les plantes irritantes sur les parties latérales de la colonne vertébrale, doivent être principalement préférées. Peut-être pourrait-on, dans ces cas, retirer un grand avantage des cataplasmes de feuilles de clématite, de tithymale. Je crois aussi, d'après quelques essais que j'ai faits sur l'homme, que les cataplasmes humides de maroute (*anthemis cotula*, L.), dans l'état frais, pourraient produire une irritation cutanée utile : cette plante est si commune dans les champs, que, dans la saison où elle pousse, on en aurait suffisamment à sa disposition pour un grand nombre de malades.

Dans la plupart des cas, il est bon de placer des nouets, des billots d'assa-fœtida, d'ail, de camphre, d'ammoniaque et d'autres substances semblables, etc., dans la bouche des animaux, soit pour y appeler un point d'irritation et y déterminer une révulsion, soit pour combattre les aphtes et les ulcères qui compliquent quelquefois cette maladie.

Il est quelquefois nécessaire, pendant la durée de la seconde période, de continuer les boissons délayantes et huileuses ; mais s'il survient de la diarrhée, il faut cesser sur-le-champ ces boissons pour recourir aux décoctions de riz ou de mie de pain avec l'angélique, la racine de persil, la fleur de sureau ; on pourrait aussi, avec avantage, ajouter du tan à la décoction de riz et le passer ensuite dans un linge. Si la constipation était au contraire opiniâtre, les boissons acidulées seraient préférables, et il pourrait être quelquefois utile de donner, aux malades, des lavemens de savon ; mais ces lavemens purgatifs ne doivent être employés qu'avec une extrême réserve. Les bons observateurs se sont convaincus que les purgatifs sont en général très-nuisibles pendant toute la durée de la maladie.

Pendant la troisième période du typhus, si les symptômes les plus graves, tels que les convulsions partielles, l'oppression, l'emphysème, la diarrhée excessive et sanguinolente et la prostration des forces qui l'accompagne, n'ont pas été combattus avec avantage par les irritans extérieurs et les boissons adoucissantes, il faut renouveler le moxa et l'application du fer rouge sur les parties latérales de la colonne vertébrale, et insister sur les boissons et les lavemens faits avec les décoctions mucilagineuses, les substances toniques, amères et astringentes unies au camphre. Parmi celles-ci, le quinquina occupe certainement le premier rang, mais ce médicament est cher, parce qu'il faut en employer des doses considérables pour les animaux ; on y suppléera par des décoctions d'écorce de saule, de maronier d'Inde, de tulipier de Virginie, ou par de fortes infusions de petite centaurée, de gentiane jaune, de germandrée, de petit chêne, de sauge, etc. C'est aussi à cette époque que le vin et la bière forte peuvent être extrêmement utiles, ainsi que la thériaque et le diascordium, tandis que tous ces moyens auraient été nuisibles dans la première période, et même dans la seconde. Il est nécessaire, dans ces derniers temps surtout, de soutenir l'animal avec du bouillon de viande, parce que la diarrhée, qui est presque constante, l'épuise promptement. Si au contraire tous les symptômes graves diminuent d'intensité et que l'état du malade s'améliore, il suffira de continuer les boissons adoucissantes et légèrement toniques, d'entretenir les forces du malade avec du bouillon, et de revenir par degrés à des décoctions végétales, et ensuite à la nourriture ordinaire : il faut aussi, pendant tout le temps de la maladie, et même quelque temps après, entretenir la suppuration des cautères et des sétons. Les purgatifs dont on a beaucoup trop abusé dans la médecine vétérinaire, comme dans la médecine humaine, sont très-rarement nécessaires, et le plus souvent aussi nuisibles pendant la convalescence que pendant la durée de la maladie. Mais au reste nous ne saurions trop le répéter, ces principes généraux du traitement du typhus doivent être sans cesse modifiés dans chaque épizootie, suivant l'état particulier des individus malades.

Il est presque inutile de parler de l'application qu'on a voulu faire, au traitement du typhus contagieux des bêtes à cornes, de quelques moyens qui avaient été préconisés dans le typhus des armées, du calomélas par exemple qui a été employé sans succès par les Allemands, des affusions d'eau froide qui sont souvent contre-indiquées par l'affection catarrhale de presque toutes les membranes muqueuses. Nous devons seulement avertir les médecins vétérinaires que quelques expériences, tentées par M. Dupuis, semblent indiquer qu'on pourra peut-être un jour tirer un parti avantageux de la noix vomique pour ranimer l'énergie vitale du système nerveux qui paraît principalement affecté dans cette maladie.

Quel que soit toutefois le traitement qu'on emploie dan s le typhus des bêtes à cornes, il faut observer que la mortalité est toujours considérable au moment du développement de l'épizootie; elle paraît diminuer ensuite progressivement, et il est probable que la maladie finirait par s'éteindre d'elle-même comme toutes les autres espèces de pestes. Haller a fait depuis longtemps cette observation, et il est de fait qu'on n'a jamais vu régner cette maladie plus de six ou sept ans dans le même pays. Indépendamment de ce décroissement général dans la mortalité, les ravages qu'elle exerce paraissent soumis à une foule de variations et de circonstances différentes. La maladie paraît en général plus meurtrière dans les pays de plaines humides et marécageuses, que dans les montagnes; mais on voit aussi dans un même pays des villages où elle est beaucoup moins dangereuse que dans d'autres, sans qu'on puisse trouver aucune raison de cette différence. Dans un canton, toutes les bêtes seront infectées, et les trois-quarts périront; tandis que dans un autre, une moitié seulement des bestiaux contractera la maladie, et il en succombera tout au plus un quart sur la totalité. Ce n'est par conséquent qu'en comparant ces résultats sur une grande étendue de pays, qu'on peut avoir un terme moyen de mortalité. Depuis le commencement d'avril 1769, jusqu'à la fin de mars 1770, deux cent vingt mille neuf cent dix bestiaux furent frappés de la maladie en Hollande; cent cinquante-neuf mille deux cent vingt-huit moururent, et soixante-un mille six cent quatre-vingt-onze seulement furent guéris, de sorte que les deux tiers au moins des malades ont succombé. Dans les Pays-Bas et dans le Piémont les rapports de la mortalité ont été à peu près les mêmes d'après les calculs de M. Brugnone. Mais peut-être que chez les bestiaux abandonnés uniquement aux ressources de la nature, la mortalité serait moins grande, puisque dans les expériences pratiquées en Flandre, sur cinquante-trois malades auxquels on ne fit aucun remède, vingt-un seulement périrent, et que les trente-deux autres furent guéris. On observe généralement que les bestiaux jeunes, gras et bien portans, contractent plus facilement la maladie, et sont plus généralement moissonnés que ceux qui sont vieux et maigres : les vaches pleines succombent rarement, mais elles avortent presque toujours.

Des moyens préservatifs ou prophylactiques du typhus des bêtes à cornes. Je ne répéterai pas ici tout ce que j'ai dit déjà sur la méthode prophylactique en général, et notamment sur celle qu'on doit employer dans les épizooties contagieuses, puisqu'elle est particulièrement applicable au typhus. Ainsi toutes les mesures les plus sévères de police et d'administration sont, dans ce cas, principalement nécessaires : on a aussi conseillé, dans la même intention, les migrations des animaux non infectés dans des pays éloignés du foyer de la contagion, et quand il est possible d'employer ce moyen, il est sans doute préférable à l'isolement, parce qu'il n'exige pas une aussi grande surveillance; mais il est bien essentiel de s'assurer si la contagion n'a pas pénétré parmi les bestiaux avant de les changer de pays; car, indépendamment du danger qu'il y aurait de propager, par ce moyen, la contagion, Vicq-d'Azyr a observé que toutes les bêtes à cornes qu'on déplaçait ainsi emportant avec elles le germe de la contagion, étaient bien plus dangereusement malades, et qu'elles périssaient presque toutes. Quant au moyen prophylactique proposé de faire coucher les bestiaux en plein air, il paraît plutôt disposer les animaux à contracter la contagion, et il est souvent même nuisible à ceux qui sont déjà malades; il doit donc être rejeté sous ces deux rapports. Je ne reviendrai pas non plus sur les secours thérapeutiques qui ont été tant vantés dans le traitement prophylactique; on sait que tous ces remèdes, administrés comme préservatifs, sont en général plus nuisibles qu'utiles. Après les mesures de l'isolement, il n'y a d'autres moyens à employer qu'un régime fortifiant et des soins de propreté.

Il me reste à parler de deux préservatifs très-différens et particuliers au typhus des bêtes à cornes. L'un a pour but d'arrêter les progrès de la contagion en sacrifiant tous les animaux malades, et par conséquent de préserver les animaux sains, en étouffant les germes de la maladie dans ceux qui en sont déjà affectés : c'est la méthode de l'assommement. Dans l'autre on se propose, à l'aide de l'inoculation, de rendre la maladie moins grave parmi les animaux qui ne l'ont pas encore contractée.

On a été naturellement conduit à proposer l'assommement de tous les bestiaux malades et de ceux qui sont soupçonnés de porter déjà les germes de la contagion, quand on a vu, d'une part, l'incertitude de tous les moyens curatifs connus, et de l'autre la difficulté de s'opposer aux progrès de la contagion. Cette méthode a été surtout mise en pratique dans les ci-devant Pays-Bas autrichiens, en Flandre, en Angleterre, en Suisse et en France, où Vicq-d'Azyr l'a fait adopter presque généralement. Mais il faut observer d'abord que malgré l'inutilité ou même les inconvéniens de tous les remèdes connus pour combattre, jusqu'à ce jour, le typhus, la nature triomphe souvent de la maladie et des médicamens mal administrés. Nous avons vu qu'un tiers des malades, en général, guérit, et quelquefois la proportion en est beaucoup plus considérable. On sacrifie donc, par l'assommement, beaucoup de bestiaux qui n'auraient certainement point succombé à la maladie. D'ailleurs les principes du traitement doivent nécessairement se perfectionner à mesure que la médecine humaine fera des progrès, et on a lieu d'espérer que même, dès à présent, les secours de la thérapeutique, mieux dirigés, seconderont les efforts de la nature.

Il est vrai que par l'assommement, on diminue la masse d'infection, et par conséquent le foyer de la contagion; mais on ne peut l'éteindre en entier; elle se perpétue même après la mort des animaux, et il n'en faut pas moins user de toutes les précautions possibles pour empêcher les cadavres et tous les objets qui ont servi aux malades, de répandre et de propager la maladie : il faut apporter la même circonspection pour désinfecter les étables ; enfin prendre les mêmes mesures de police pour l'isolement des bestiaux sains et pour arrêter les progrès de la maladie : on ne voit donc pas jusqu'ici les grands avantages de l'assommement. Les partisans de cette pratique ont prétendu que sans elle la maladie se perpétuerait dans les pays infectés, et qu'elle y deviendrait épizootique. Mais l'observation prouve, comme nous l'avons déjà dit, que la maladie s'éteint toujours d'elle-même, au bout d'un temps à la vérité plus ou moins long ; et, comme le remarque très-bien M. Brugnone, on a souvent attribué, à l'assommement, la cessation d'une épizootie qui tirait d'elle-même à sa fin. En effet les résultats de ce qui s'est passé en Italie à différentes époques, où on n'a jamais pratiqué l'assommement, comparés à ceux de cette méthode employée en Flandre, en Angleterre, en France, semblent bien prouver que l'assommement n'abrège pas la durée des épizooties. Malgré l'autorité de Vicq-d'Azyr et celle de plusieurs médecins distingués, il est donc permis de révoquer en doute les grands avantages de l'assommement, et cette pratique paraît devoir être seulement employée au moment où la maladie commence à se développer, et est encore bornée et circonscrite à une très-petite surface de terrain. Dès que la contagion a déjà fait de grands progrès, l'assommement est ou inutile, ou même désavantageux.

L'inoculation du typhus comme moyen préservatif a d'abord été mise en pratique en Angleterre par MM. Dodson, Layard et Bewley, et en Hollande par le célèbre Camper, d'où elle s'est répandue dans le nord et ensuite dans le midi, où elle a été employée par plusieurs hommes d'un mérite distingué.

Le moyen dont se servait Camper pour cette opération consistait à imbiber un fil double dans la mucosité sanieuse qui
s'écoule des narines de l'animal , à le passer ensuite dans une
aiguille tranchante qu'on introduisait sous la peau des parties
internes des cuisses , en ayant l'attention de diriger le fil de haut
en bas afin de faciliter l'écoulement du pus. Les Anglais s'étaient
servis auparavant d'une croûte de ces petites pustules qui se manifestent dans le cours de la maladie et qu'ils inséraient dans
une incision faite sur les parties latérale du cou. M. Claus
Deltof-Doertzen employait une mèche de coton ou une petite
éponge imbibée du mucus nasal , et placée dans une incision
sur le dos et recouverte d'un emplâtre agglutinatif. La méthode préférable pour inoculer serait sans doute d'introduire
avec la lancette un peu de mucosité nasale ou une petite quantité d'humeur quelconque sous la peau vers la partie interne
des cuisses, dans les endroits dénués de poil ou sur les parties
latérales du col. Quel que soit au reste le mode d'inoculation
employé , cette opération réussit presque constamment , et
tous les bestiaux contractent la maladie pourvu qu'on ait employé les précautions convenables : à peine cite-t-on quelques
cas où elle n'ait pas communiqué la maladie.

Les précautions convenables sont de se servir du mucus ou
des autres humeurs de l'animal dans un état frais et tant que
la crise de la maladie n'est pas terminée, parce que les humeurs
les plus virulentes pendant la maladie cessent de la communiquer dans la convalescence. La salive , le mucus nasal , la
bile , le lait , le sang et toutes les humeurs de l'animal peuvent
également servir à l'inoculation ; mais d'après les belles expériences de Camper et du docteur Munnicks , au bout de
quatre jours ces liquides, même contenus dans un vase fermé, ont
perdu cette propriété. Cependant ils la conservent huit jours,
s'ils sont renfermés dans une vase très-hermétiquement bouché
et placé dans un lieu frais , et quelquefois même douze à quatorze jours si le vase est à peu près privé d'air et que l'expérience se fasse en hiver par un temps très-froid. Quelques
observations de Vicq-d'Azyr sembleraient prouver que lorsque
la décomposition des humeurs a lieu sur des masses assez considérables et enfouies , la propriété contagieuse se conserve
beaucoup plus longtemps : en trempant des fils dans la sanie
putride des cadavres enterrés depuis plusieurs mois , il a inoculé le typhus. Ce médecin distingué qui a tant fait pour
étendre nos connaissances sur ce sujet , a répété aussi avec
soin les expériences du marquis de Courtivron sur l'inoculation
à l'aide des alimens , et il s'est assuré que la déglutition des
matières infectées est un des moyens les plus certains de communiquer la contagion.

Les acides et les alcalis affaiblis, l'alcool et les substances aromatiques n'altèrent point la propriété virulente des fluides contagieux dans le typhus des bêtes à cornes. Vicq-d'Azyr a trempé dans ces différens agens chimiques des fils précédemment imprégnés de matière contagieuse, et il s'en est servi ensuite pour inoculer la maladie avec le plus grand succès.

Lorsque l'inoculation réussit, on observe rarement un changement notable avant le quatrième ou cinquième jour. A cette époque, quelques bestiaux refusent de boire, et perdent même quelquefois l'appétit. Cependant si la maladie est légère, l'animal mange pendant toute sa durée, excepté les derniers jours ; le troisième jour les paupières se gonflent, la conjonctive et la membrane clignotante s'enflamment, l'animal frissonne, il éprouve des grincemens de dents, la fièvre se manifeste, la soif survient, la rumination cesse, l'animal est constipé. Vers le huitième jour les oreilles sont tantôt chaudes et tantôt froides, la constipation diminue ; le neuvième jour l'animal est oppressé, il pousse des gémissemens profonds, les déjections deviennent plus liquides et plus abondantes, les naseaux se remplissent d'une mucosité sanieuse, et la crise s'opère du dixième au treizième jour.

La méthode de l'inoculation est fondée sur cette vérité d'observation, que les bestiaux qui ont une fois contracté le typhus contagieux, n'en sont presque jamais affectés de nouveau. On a essayé d'inoculer la maladie à ceux qui en avaient déjà été atteints, et toutes les tentatives ont été inutiles. On cite à la vérité quelques exemples de bestiaux qui ont fait plusieurs rechutes dans la même maladie, et il paraît que dans quelques cas, très-rares à la vérité, plusieurs de ces animaux ont eu deux fois le typhus dans le courant de la même épizootie ou de deux épizooties différentes ; mais ces exceptions très-rares qu'on observe dans toutes les maladies contagieuses chez les animaux comme chez l'homme, ne suffiraient pas pour faire renoncer aux avantages de l'inoculation si elle en présentait d'ailleurs.

Les partisans de cette méthode prétendent en sa faveur qu'elle donne la facilité de préparer les animaux à recevoir la maladie et de prendre d'avance toutes les mesures nécessaires pour empêcher les progrès de la contagion. Quelques-uns pensent aussi que la maladie inoculée est beaucoup moins grave que lorsqu'elle se développe spontanément ; mais les résultats de l'inoculation comparés dans différens pays ne sont pas à beaucoup près les mêmes, et les différences qu'on observe dépendent de causes dont plusieurs ont été bien appréciées.

Il est reconnu d'abord que la maladie n'est jamais plus dangereuse, comme nous l'avons déjà dit, qu'au moment où elle

commence à se manifester dans un pays. Si dans cette circonstance peu favorable on l'inocule , il est certain qu'alors l'inoculation aura des suites beaucoup plus graves ; si au contraire
on la pratique lorsque la maladie s'est déjà affaiblie par sa durée
et est devenue bénigne , les résultats seront beaucoup plus avantageux. La maladie spontanée est aussi en général beaucoup
moins meurtrière lorsqu'elle pénètre pour la seconde fois dans
un pays : c'est aussi par cette raison , sans doute , que l'inoculation pratiquée pour la seconde fois dans le midi de la France
et le Mecklembourg a été beaucoup moins fâcheuse que la première. Un autre fait qui n'est pas moins important , c'est que
l'âge apporte de grandes différences dans les dangers de l'inoculation : les suites en sont ordinairement beaucoup moins
graves sur les veaux que sur les bestiaux adultes ; enfin, une
observation très-remarquable et dont on doit la découverte à
François Geert-reinders , simple cultivateur d'un hameau de la
Hollande , c'est que les veaux des vaches qui ont eu le typhus
avant de devenir mères , sont constamment affectés de la maladie d'une manière très-bénigne. Ce fait une fois vérifié , MM.
Camper et Munnicks découvrirent bientôt que ces animaux ne
conservaient cette heureuse prédilection que dans les premiers
temps de leur vie ; que plus on s'éloignait de l'époque de la
naissance , moins la maladie était bénigne ; et qu'après l'âge
de six mois au plus , ces animaux contractaient la maladie d'une
manière aussi grave que les autres bestiaux du même âge ;
dès lors MM. Camper et Munnicks s'imaginèrent de n'employer
l'inoculation que sur les très - jeunes veaux dont les mères
avaient été affectées du typhus.

On conçoit maintenant comment les résultats de l'inoculation
ont dû être très - différens suivant les circonstances et les
moyens employés ; pourquoi , par exemple, lors de la première
tentative de l'inoculation dans le midi de la France en 1776 ,
on a perdu les onze douzièmes des bestiaux qui avaient été
inoculés, tandis qu'en 1777 il n'en est mort qu'un peu plus
d'un tiers ; pourquoi dans le pays de Mecklembourg les trois-
quarts des bestiaux ont péri pendant la première inoculation ,
tandis que dans le deuxième essai il en est mort un peu moins du
tiers , et enfin dans le troisième, un peu moins du quart. La
quatrième expérience de l'inoculation dans le même pays a
fourni un résultat encore plus avantageux , il n'a succombé
qu'un huitième des animaux inoculés. Quand MM. Camper
et Munnicks eurent adopté en Hollande la méthode d'inoculer
seulement les veaux nés de mères guéries du typhus , la diminution de la mortalité devint encore beaucoup plus sensible , et la proportion de ceux qui périssaient à la suite de
l'inoculation ne fut plus que d'un vingtième.

Cette amélioration progressive dans les résultats semblait d'abord promettre de grands avantages, mais ces succès apparens ne dépendent que du perfectionnement d'un procédé qui n'est pas applicable en grand et dans tous les cas. Il n'est réellement avantageux que lorsqu'il est employé sur les veaux nés de vaches qui ont échappé au typhus spontané ou inoculé, et ces animaux ne se trouvent en certaine quantité que dans les pays qui sont déjà depuis longtemps ravagés par l'épizootie. Ce moyen ne peut donc servir que pour conserver un nombre de veaux toujours très-peu considérable en proportion de tous ceux qui peuvent contracter la maladie. Quant à la méthode de l'inoculation employée indistinctement sur les animaux de différens âges et dans tous les temps de l'épizootie, même dans les circonstances les plus favorables, c'est-à-dire, vers la fin de l'épizootie quand la maladie commence à devenir bénigne, elle est en général, comme le prouve l'expérience, aussi meurtrière ou même plus que le typhus spontané. Ajoutez à ces considérations que la pratique de l'inoculation, même la plus heureuse, est toujours un moyen funeste, parce qu'il tend à multiplier les foyers de contagion et à perpétuer la maladie en la rendant, pour ainsi dire, enzootique, comme il est arrivé en Hollande. L'inoculation du typhus des bêtes à cornes n'est donc seulement applicable que sur les veaux nés de vaches qui ont guéri du typhus qu'elles avaient contracté avant de devenir mères. Dans tous les autres cas cette méthode doit être proscrite parce qu'elle propage la contagion et augmente la mortalité loin de la diminuer.

DEUXIÈME CHAPITRE. *De la fièvre ataxo-adynamique charbonneuse ou du typhus charbonneux.* Il n'est point de maladie épizootique qui se rapproche davantage du typhus des bêtes à cornes que celle-ci, quoiqu'elle en diffère essentiellement, comme nous le verrons, par plusieurs caractères, par les causes qui paraissent la produire et par l'espèce même de contagion qui l'accompagne ; il est d'autant plus important de bien connaitre cette maladie, qu'il est quelquefois facile de la confondre avec le typhus, et que le traitement convenable n'est pas précisément le même ; que d'ailleurs, les précautions qu'elle exige relativement aux individus qui donnent des soins aux malades doivent être plus grandes, parce que cette fâcheuse maladie communique quelquefois à l'homme et aux animaux des affections gangreneuses ou des fièvres graves du plus mauvais caractère.

Les vétérinaires lui ont donné le nom de peste charbonneuse ou de fièvre charbonneuse, parce qu'elle est souvent accompagnée de tumeurs particulières auxquelles on a appliqué le nom de charbon, comme à beaucoup d'autres maladies, quoiqu'elles diffèrent d'ailleurs essentiellement de l'anthrax multiple ou vrai charbon dans l'homme. Ces tumeurs se développent rapidement sur toutes les parties du corps, à la tête, au col, à la ganache, au poitrail, sur les parties inférieures et latérales de la poitrine et de l'abdomen; quelquefois aussi, mais plus rarement, sur le pis, audedans des cuisses, sur les parties génitales et sur les membres. Les vétérinaires leur ont alors donné différens noms d'après leur position. Elles sont en général plus ordinairement placées, non pas comme quelques personnes avaient cru le remarquer, vers les parties déclives et inférieures par rapport à la position de l'animal, mais dans les endroits où le tissu cellulaire est très-abondant et lâche. Elles acquièrent promptement un volume quelquefois énorme, on en a vu d'aussi grosses que la tête d'un enfant, et même du diamètre d'un pied; mais il est rare qu'elles paraissent causer beaucoup de douleur à l'animal. Toutes sont plus ou moins molles, comme œdémateuses, emphysémateuses et crépitantes, et l'impression des doigts s'y remarque facilement. Elles sont rarement circonscrites et rénitentes, mais presque toujours étendues et communiquant quelquefois entre elles par des espèces de traînées. Si pendant la vie de l'animal on plonge un instrument tranchant dans l'intérieur de ces tumeurs, il s'en échappe ordinairement des gaz souvent fétides; il s'écoule de la plaie une sérosité jaunâtre, rarement brune ou sanguinolente, qui infiltre le tissu cellulaire sous-cutané et intermusculaire, et donne à toutes les parties environnantes un aspect glaireux. On a trouvé quelquefois des hydatides dans ces tumeurs; lorsque les chairs ainsi infiltrées ont été incisées sur le vivant, elles deviennent assez souvent blafardes et se gangrènent. Les vétérinaires distinguent à cet égard deux variétés dans les tumeurs charbonneuses symptomatiques, le charbon blanc et le charbon noir. Le charbon blanc est toujours très-mou, très emphysémateux et œdémateux dans toute son étendue et ne se gangrène jamais, à moins qu'il ne soit ouvert. Le charbon noir est ordinairement moins étendu que le blanc, et quoique emphyso-œdémateux à la circonférence, il présente toujours au centre une partie rénitente et dure qui se gangrène presque constamment, même lorsqu'on ne l'incise pas.

Des caractères généraux de la fièvre charbonneuse. La tristesse, la perte d'appétit, la faiblesse des muscles, des lombes et la sensibilité du rachis, le ralentissement et même la cessation de la rumination dans les bêtes à cornes, et la diminution de la sécrétion du lait dans les vaches, sont des signes précurseurs de cette maladie comme de presque toutes les autres; mais on remarque que les animaux menacés de la fièvre charbonneuse ont particulièrement de la fai-

blesse et de la difficulté à se mouvoir , qu'ils s'arrêtent tout-
à-coup en marchant comme s'il éprouvaient de la roideur ;
que leurs yeux sont battus, chassieux , humides , les oreilles
pendantes ; néaumoins ils mangent encore et ne paraissent pas
d'ailleurs très-malades jusqu'au moment de l'invasion. Cette
invasion a lieu assez souvent d'une manière extrèmement subite et violente ; d'autres fois elle est moins prompte ; mais en
général la fièvre est tout-à-coup très-prononcée , le pouls fréquent , tantôt assez fort et intermittent , tantôt faible et régu-
lier. Le corps est inégalement chaud comme dans le typhus ;
mais l'animal n'offre point d'une manière aussi prononcée et dès
le début de la maladie les secousses nerveuses , le frisson , les
grincemens de dents , les convulsions partielles et l'espèce de
somnolence qu'on observe dès l'invasion du typhus des bêtes à
cornes. La fièvre charbonneuse en diffère d'ailleurs par plusieurs
autres caractères : la bouche de l'animal est sèche , la soif est vive,
l'haleine chaude , et souvent fétide ; la respiration est en général accélérée , et les flancs sont agités à peu près comme dans
la péripneumonie , quoique l'animal ne tousse point ou presque
point. Les yeux paraissent injectés ou jaunâtres , le regard est
inquiet , farouche , l'animal porte souvent sa tête tantôt sur
un côté du tronc , tantôt sur l'autre , comme pour indiquer
qu'il éprouve de la douleur ; il se couche et se relève avec pré-
cipitation. Alors il se manifeste plus tôt ou plus tard , quelquefois dès le premier moment , d'autres fois au bout de trois ,
quatre ou cinq jours, des tumeurs charbonneuses sur différentes
parties du corps. Ces éruptions sont souvent précédées ou accompagnées de convulsions ; quelquefois aussi elles sont suivies
de métastases ou de délitescence , symptômes presque toujours
mortels. Si la maladie prend un caractère fâcheux , la gêne de
la respiration augmente , une bave visqueuse s'écoule de la
bouche, et l'animal meurt dans un état d'oppression extrème ,
soit au milieu des convulsions , soit après une grande faiblesse.
Il arrive souvent que l'animal succombe très-promptement
le premier jour de l'invasion de la maladie et même dans l'espace de quelques heures. Dans ce cas , il ne se manifeste ordinairement aucune espèce de tumeurs ; mais si la maladie se prolonge, l'éruption charbonneuse a lieu au plus tard le cinquième
ou le septième jour , et dans tous les cas , la maladie ne s'é-
tend jamais au-delà du neuvième ou du onzième jour , même
lorsqu'elle est bénigne. On remarque aussi dans quelques espèces de fièvres charbonneuses , comme dans celle qui est
connue en Suisse sous le nom de *louvet* , des tumeurs semblables à des furoncles ou à de gros boutons de gale.

Indépendamment des tumeurs charbonneuses et des furoncles
dont nous avons parlé , on observe constamment différentes

altérations dans les cadavres. On remarque sur le tissu cellulaire sous - cutané et sur différens organes de la poitrine et
du bas-ventre, des taches ou ecchymoses noires, appelées gangreneuses, et des infiltrations d'une sérosité glaireuse sanguinolente, principalement autour des tumeurs charbonneuses et
des glandes lymphatiques, qui sont assez souvent plus ou moins
engorgées, et noires quelquefois comme du charbon. La membrane muqueuse du nez est ordinairement rouge ou violacée,
et garnie souvent même de petites ulcérations qui avaient fait
donner à cette maladie, dans quelques cas, le nom de morve
aiguë. On observe aussi quelques traces d'inflammation dans
la membrane muqueuse de l'œsophage, des estomacs ou de
quelques portions du canal intestinal ; le cœur est mou, et
présente dans l'intérieur des taches noires ecchymosées, les
poumons sont constamment engorgés par un sang très - noir.
Le système nerveux n'a pas toujours été examiné avec soin,
le rachis n'a jamais été ouvert ; mais le cerveau a offert quelquefois un ramollissement très-prononcé ; d'autres fois, comme
dans l'épizootie de l'Orléanais et de la province du Quercy,
ces membranes étaient couvertes de points noirs : le plus
souvent on n'y a trouvé rien de remarquable.

Des différentes épizooties de fièvres charbonneuses. La
fièvre charbonneuse attaque les solipèdes, toutes les espèces de
ruminaus et les cochons, et se communique aussi quelquefois
aux chiens, aux oiseaux, et même à l'homme, mais avec des
caractères différens. Elle a été assez fréquemment observée
d'abord en 1757 dans la Brie, en 1772 et 1773 dans le Dauphiné, où elle est presque enzootique, ainsi qu'en Auvergne.
M. Bertin a donné l'histoire d'une épizootie de la même nature, qu'il a eu occasion de voir à la Guadeloupe en 1774. On
l'a vu régner en 1775 dans l'Orléanais. M. le docteur Brugnone a décrit aussi une espèce de fièvre charbonneuse qu'il a observée à Fossano en 1783 ; et depuis cette époque, MM. Petit
et Desplas, et plusieurs autres élèves distingués des écoles vétérinaires, en ont tracé différentes histoires. Il me semble qu'il
faut rapporter aussi aux genres des épizooties charbonneuses
celle que M. Chabert a décrite sous le nom de maladie des
bois, ainsi nommée, parce qu'elle attaque souvent les bestiaux qui, au printemps, broutent les jeunes pousses des
arbres.

Les variétés de la fièvre charbonneuse sont assez multipliées,
et les différences que présentent entre elles les épizooties connues de cette maladie sont si grandes, que si on ne cherchait
pas à analyser les caractères communs et généraux, on serait
tenté de croire, au premier aspect, que ce sont autant de maladies distinctes. Peut-être un jour, en effet, quand elles se-

ront mieux connues, les considérera-t-on comme autant d'espèces particulières d'un même genre. Mais en attendant que la nosographie vétérinaire ait fait plus de progrès, j'ai pensé qu'il serait toujours préférable pour la pratique de fixer l'attention sur quelques-unes de ces variétés, parce que c'est d'après la connaissance exacte de toutes ces différences qu'on peut ensuite sagement modifier les méthodes curatives.

Épizootie de typhus charbonneux simple. Je prendrai pour exemple du typhus charbonneux simple, l'épizootie qui a régné à Fossano, et qui a été décrite par le professeur Brugnone, de Turin, dans un Mémoire inséré dans le Recueil de l'Académie de cette ville, sous le nom de *fièvre maligne, pestilentielle et contagieuse.* Cette épizootie, dans laquelle on n'a observé aucune complication particulière de phlegmasies, est d'autant plus remarquable, qu'elle n'était presque accompagnée d'aucune éruption charbonneuse, parce que la plupart des animaux mouraient très-promptement.

Du développement et des causes de la maladie. Elle commença vers la moitié du mois de mars 1783, et se communiqua rapidement à la plupart des chevaux des quatre compagnies de dragons qui étaient en garnison à Fossano. On ne prit d'abord aucune précaution d'isolement ; mais cependant quand on vit qu'elle se propageait successivement des chevaux d'une compagnie à l'autre, qu'en moins de dix-huit heures, il en périt moitié dans une seule compagnie, que les chevaux des officiers, qui étaient beaucoup mieux nourris que ceux des soldats, contractaient la même maladie, et que trois chevaux de la ville étaient également infectés, on soupçonna enfin, mais trop tard, le caractère contagieux de cette épizootie. Des trois chevaux de la ville qui périrent, deux d'entre eux avaient suivi de très-près le chariot qui conduisait les cadavres de ceux qui avaient succombé à la maladie ; le troisième avait sous la fenêtre de son écurie le fumier que l'on tirait d'une écurie infectée. Il est en effet très-vraisemblable que cette épizootie était réellement contagieuse, et qu'elle aurait causé de très-grands ravages, si on n'avait pas pris le parti de l'étouffer dans sa naissance, en faisant tuer tous les chevaux qui restaient des quatre compagnies, ainsi que tous ceux qui avaient eu quelques communications avec les malades. Ce qui confirme cette opinion, c'est que, d'après les expériences de M. Brugnone, cette maladie se transmettait facilement par l'inoculation. On avait fait venir de Saluces deux chevaux qui n'avaient eu aucune espèce de communication avec les malades et avec ceux qui pouvaient être suspects. M. Brugnone introduisit, sous la peau du poitrail de l'un d'eux, un petit tampon d'étoupes trempées dans le sang extrait de la jugulaire d'un cheval très-malade. Douze heures après, l'animal inoculé avait perdu l'appétit, il était chancelant, faible, et battait des flancs; mais, sept à huit heures après, il recommença à manger. La plaie se gonfla; et après avoir suppuré pendant quelques jours, elle se cicatrisa. On croyait ce cheval guéri, lorsque, dix-neuf jours après l'inoculation, on reconnut que la plaie gonflée et rouverte laissait suinter un sang noir, épais, et que tous les symptômes de la maladie s'étaient manifestés. L'animal mourut le même jour au soir; et, à l'ouverture du cadavre, on reconnut les mêmes désordres que sur ceux qui avaient succombé à la maladie contractée spontanément. On remarqua seulement que les parties voisines de l'endroit inoculé, telles que le thymus (était-ce bien le thymus ou les glandes lymphatiques qui le remplacent dans l'adulte?) et les poumons, étaient plus affectées que les autres. Un morceau du thymus de ce même cheval mort des suites de la maladie inoculée, fut placé sous le cuir de la jambe droite postérieure du second cheval venu de Saluces, et, huit heures après, cet animal auparavant très-vigoureux, était alors abattu, sans forces et chancelant: il mourut dans la nuit, dix-huit heures environ après l'inoculation.

Quant aux causes de cette affection contagieuse, on l'attribua d'abord à la mauvaise nourriture, parce qu'on donnait aux chevaux, au lieu d'avoine pure, un melange d'avoine avec beaucoup d'autres petites graines de graminées, telles que celles du bromus secalinus, du cynosurus echinatus, du lolium temulentum, mélangées en outre de graines de coquelicot, d'allium roseum, de sisymbrium sylvestre, et surtout de campanula speculum, de vicia sativa, et d'ervum tetraspermum. Pour s'assurer si en effet quelques-unes de ces graines avaient pu être nuisibles, M. Brugnone donna à quatre chevaux venus de Saluces la même quantité de ces criblures, que l'on distribuait aux chevaux de cavalerie avant l'invasion de la maladie, et il ajouta même à l'un d'eux quatre onces par jour de ces même criblures, bien concassées et réduites en poudre, après en avoir ôté l'avoine, le seigle et le froment. Ces animaux furent ainsi nourris quinze jours, sans qu'on pût apercevoir aucun dérangement dans leur santé; mais malheureusement M. Brugnone ne put continuer plus longtemps ses observations, parce qu'il reçut l'ordre de faire tuer ces chevaux avec tous ceux qu'on regardait comme suspects. Quoique cette expérience soit très-incomplette, le professeur de Turin pense néanmoins qu'il est peu vraisemblable que toutes ces graines aient été réellement nuisibles; il serait plus disposé à croire que le seigle seul aurait pu causer quelque mal, parce que l'entrepreneur, par intérêt, le faisait gonfler dans l'eau, afin qu'il occupât plus de volume avant de le donner aux che-

vaux. On voit, au reste, que les causes de cette épizootie sont
très-obscures; il ne paraît pas qu'on puisse l'attribuer à la mauvaise nourriture, et M. Brugnone ne parle point de l'encombrement et de la malpropreté des écuries; de sorte qu'on ne peut
pas présumer que la maladie ait été déterminée par cette cause.

Symptômes de la maladie. Dès l'invasion de la maladie,
l'animal perdait l'appétit, il avait l'air triste, le poil terne et
hérissé, les yeux égarés, le regard farouche; sa démarche était
chancelante, surtout du train de derrière; il se tenait presque
toujours couché, quelquefois dans un état assez tranquille;
mais, de temps en temps, il paraissait tourmenté de coliques,
et alors il se couchait et se relevait à chaque instant, tournant
sa tête, tantôt d'un côté, tantôt de l'autre, comme pour indiquer le siège de sa douleur. Chez quelques-uns, des trémous-
semens universels de la peau, ou même de légers mouvemens
convulsifs des muscles des extrémités antérieures ou postérieures, succédaient aux coliques; tous avaient les oreilles et
les extrémités alternativement chaudes et froides. On remarquait, dès le début de la maladie, que les anciens ulcères, ou
que les cautères et les sétons chez ceux qui en portaient, se
gonflaient sur les bords, et laissaient suinter un sang noir et
épais.

Dans la seconde période de la maladie, les flancs qui
étaient d'abord peu agités, battaient ensuite avec une extrême
vitesse; les pulsations du cœur et des artères étaient extrêmement fréquentes, les naseaux très-dilatés et en convulsion.
L'animal, pour respirer plus facilement, alongeait le col, éle-
vait la tête. A cette époque avancée de la maladie, il était
d'une telle faiblesse, qu'il ne pouvait plus se relever quand il
était couché; ou que, lorsqu'il restait debout, il était dans un
tremblement continuel, et chancelait tellement, qu'il man-
quait à chaque instant de tomber. Presque tous les chevaux,
surtout dans la seconde période, avaient la bouche sèche, la
langue blanche, l'haleine très-chaude et quelquefois puante;
il s'écoulait par leurs naseaux des matières sanguinolentes,
jaunâtres et fétides, et une plus ou moins grande quantité de
sang par l'anus. Pendant tout le temps de la maladie, les matières fécales étaient en général comme dans l'état de santé;
mais les urines, d'abord très-claires, devenaient ensuite sur
la fin troubles et roussâtres : quelques malades éprouvaient
beaucoup de difficulté à uriner.

La durée de la maladie n'était souvent que de douze à
vingt-quatre heures; mais elle se prolongeait quelquefois jusqu'au septième ou huitième jour, chez ceux qui avaient été quelque temps à la campagne, et alors deux ou trois jours avant la
mort, on remarquait ordinairement un gonflement de la tête

et de la gorge , ou des parties de la génération. La mort les frappait tantôt, lorsqu'ils étaient dans une sorte d'adynamie, tantôt , au contraire, elle était précédée de violentes convulsions.

Ouverture des cadavres. On remarquait à l'ouverture du cadavre, des taches noires plus ou moins grandes , au milieu du tissu cellulaire sous-cutané, dans le tissu des muscles ; et entre la membrane musculaire et muqueuse de l'estomac et des intestins ; de sorte qu'on n'apercevait ces taches qu'à leur face interne. Les vaisseaux de la rate étaient très-dilatés, et son tissu plus noir qu'à l'ordinaire ; le foie et la rate étaient sains , les glandes mésentériques , et les lymphatiques en général étaient très-engorgées , noires , et comme gangrenées, et le tissu cellulaire environnant toutes ces glandes , était rempli d'une humeur gélatineuse jaunâtre. Les membranes muqueuses du nez, de l'arrière-bouche, ainsi que celle de la vessie, étaient enflammées ; les poumons étaient crépitans , mais remplis d'un sang noir écumeux, ou garnis dans différens endroits de taches noires et livides ; du reste, le cerveau et les méninges ont paru dans l'état naturel.

Des traitemens curatifs et préservatifs. On a successivement employé dans cette épizootie, d'une manière empirique, tous les moyens qui avaient été considérés jusqu'à cette époque, comme curatifs ou même préservatifs, dans les autres maladies graves des bestiaux. La saignée surtout a été mise en usage ; mais M. Brugnone observe qu'elle était en général plus nuisible qu'utile , soit aux chevaux malades , soit aux suspectés. Dans les premiers, elle augmentait les accidens et accélérait la mort ; dans les seconds, elle favorisait le développement de la maladie. Les acides, les cordiaux , les purgatifs, les cautères, les vésicatoires ont été successivement mis en usage, sans aucune espèce de succès. De cent seize chevaux, treize seulement ont échappé à la contagion, vingt-cinq ont guéri, et tous les autres ont succombé.

M. Brugnone a observé qu'un homme qui avait déterré les cadavres des chevaux pour en tirer la graisse , a été attaqué d'un anthrax à la gorge, dont il est mort en deux jours : deux cochons et quelques chiens qui avaient mangé de la chair de ces cadavres, moururent aussi en peu de temps.

Epizootie de Finlande. La maladie décrite par Hartmann , dans les Mémoires de l'Académie de Stockholm, et qui régna sur les bestiaux en Finlande, pendant l'année 1758, offre, à ce qu'il me semble , de nombreux rapports avec celle de Fossano , et n'en diffère principalement que par la diarrhée sanguinolente dont les malades étaient atteints : aussi eut-elle un caractère adynamique encore plus prononcé dans sa dernière période, que celle de Fossano. La maladie eut également un caractère contagieux, et communiqua des charbons aux hommes et aux animaux.

Épizootie de la province de Quercy. M. Desplas l'aîné a donné dans le deuxième tome des Instructions et observations sur les maladies des animaux domestiques, un mémoire sur une épizootie charbonneuse, qui a régné sur les bœufs dans la province de Quercy, en 1786, et qui paraît, comme celle de Finlande, appartenir à la fièvre charbonneuse simple.

Symptômes. La maladie, suivant M. Desplas, s'annonçait par l'apparition subite des tumeurs charbonneuses ; elles étaient quelquefois seulement précédées de la tristesse, du dégoût et de fréquens bâillemens. On les observait dans le voisinage des glandes parotides ou axillaires, ou sur les tubérosités ischiatiques. Lorsqu'on les ouvrait, il en sortait un sang noir, le tissu cellulaire était jaunâtre ou verdâtre, et formait au centre une espèce de noyau ou de bourbillon. Si les tumeurs n'apparaissaient point, l'animal périssait tout à coup ou en deux ou quatre heures. Dans le deuxième degré de maladie, à un abattement général se joignaient la difficulté de respirer, l'accélération et l'intermittence du pouls dans les animaux forts, sa lenteur, au contraire, dans ceux qui étaient faibles, la chaleur des cornes, la sécheresse du mufle, la tuméfaction des paupières, l'inflammation de la conjonctive, une salivation visqueuse, l'écoulement d'une humeur sanguinolente par les naseaux, la crépitation de la peau du dos, le hérissement des poils, principalement aux épaules ; enfin, la cessation de la rumination. Au troisième degré, tous les symptômes s'aggravaient, le pouls s'affaiblissait, les urines devenaient rares et rouges, les déjections peu abondantes, noires, marronées et fétides. Quelques animaux étaient affectés d'une diarrhée d'une odeur insupportable, les tumeurs disparaissaient, et la mort suivait de près la délitescence.

L'ouverture des cadavres a fait voir le tissu cellulaire infiltré dans l'endroit des tumeurs, les viscères voisins gangrenés, les alimens contenus dans les estomacs d'une odeur insupportable, les intestins marqués d'une infinité de taches noires, le poumon quelquefois parsemé de taches comme gangreneuses, le cœur ecchymosé ; les membranes du cerveau étaient aussi couvertes de taches noires, les ventricules de ces viscères contenaient quelquefois du sang épanché ; les plexus choroïdes étaient gorgés de sang, la membrane nasale presque toujours très-rouge.

Causes et développement de la maladie. L'origine et les causes de cette maladie, qui en très-peu de temps s'étendit dans un espace circulaire de dix à douze lieues, sont assez

obscurés. M. Desplas attribue les causes générales à la sécheresse du printemps, et aux brouillards épais et fétides qui ré-
gnèrent dans les mois de mai, de juin et de juillet, avant le
développement de la maladie. Les causes locales paraissent
dépendre, selon ce médecin vétérinaire, de la mauvaise construction et de la malpropreté des étables, où on laissait sé-
journer les fumiers quelquefois pendant trois mois ; et enfin,
de la mauvaise qualité de l'eau des mares, qui servait à la fois
à laver le linge, rouir le chanvre et abreuver les bestiaux.
Quoi qu'il en soit, la maladie ne s'étendit pas beaucoup au-
delà d'un rayon de quatre lieues, quoique les habitudes des
paysans soient à peu près les mêmes dans toute la province,
et qu'on n'eût pas pris de précaution pour empêcher la communication avec les pays non infectés. Néanmoins, M. Desplas
a remarqué que les veaux contractèrent la maladie, en prenant le lait de leur mère ; qu'un taureau fit naître la maladie
dans une génisse, pour l'avoir couverte une seule fois. Six
hommes qui avaient reçu du sang des animaux malades, sur
différentes parties de leur corps, contractèrent des affections
charbonneuses ; des chiens qui avaient mangé de la chair des
animaux malades ont péri, et plusieurs poules sont mortes
peu de temps après avoir avalé des graviers couverts du sang
des bœufs malades. Il est donc vraisemblable que cette maladie charbonneuse était contagieuse, de la même manière
que celles d'Italie et de Finlande.

Traitement curatif. Le traitement externe consistait principalement dans l'extirpation des tumeurs charbonneuses lorsqu'elle était possible, ou dans de profondes scarifications
quand l'extirpation était impraticable, à cause du voisinage de
quelques organes importans : on a eu recours quelquefois au
cautère pour circonscrire les tumeurs ; on pansait les plaies
avec la teinture de quinquina ou d'aloès camphrée, quelquefois même avec l'onguent vésicatoire, afin d'exciter l'inflammation et la suppuration qui devaient déterminer la chute des
escarres ; mais en général la suppuration ne s'établissait jamais
avant le sixième, huitième ou neuvième jour.

Le traitement interne était purement excitant. On employait, dès les premiers jours de la maladie, des boissons
aromatiques animées d'alcool camphré et d'ammoniaque à la
dose de deux à trois gros ; on favorisait l'effet sudorifique
de ce médicament en bouchonnant l'animal et en l'envelop-
pant de couvertures ; on ajoutait, à ces moyens excitans, de
l'eau blanche nitrée et des lavemens émolliens ; et presque
toujours, s'il y avait eu délitescence, les tumeurs charbonneuses
reparaissaient par l'effet de ces moyens. A une époque plus
avancée de la maladie, on faisait prendre à l'animal de fortes

décoctions de quinquina et de fleurs de sureau, ou même deux onces de quinquina en poudre dans deux livres de vin. Quand l'animal commençait à se rétablir, on lui donnait des alimens de facile digestion, des navets cuits et de bon foin. Ce traitement, d'après le rapport de M. Desplas, a été suivi des plus heureux effets : sur cent une bêtes malades, soixante ont été guéries, et parmi les quarante-une qui ont péri, trente-deux étaient mortes avant l'arrivée des médecins vétérinaires; dans ce nombre, dix-huit n'avaient reçu aucune espèce de secours.

Traitement préservatif. Indépendamment des précautions d'isoler les animaux sains des malades, on leur donnait des boissons d'eaux blanches nitrées et vinaigrées, on leur mettait des billots ou mastigadours d'assa-fœtida dans la bouche et des sétons au fanon, et il est à remarquer que beaucoup d'animaux sur lesquels on avait pratiqué cette opération, furent affectés de tumeurs charbonneuses près de la plaie au bout de quelques heures. Il arrive souvent au reste que l'irritation que déterminent les sétons, provoque le développement de certaines tumeurs charbonneuses dans de simples maladies sporadiques, ou même dans des maladies externes ; et, ce qui est très-digne de remarque, la matière de ces charbons accidentels, inoculée sur différens animaux, peut, comme le prouvent plusieurs expériences faites récemment par M. Dupuis, donner naissance à des maladies très-analogues à la fièvre charbonneuse. A l'ouverture des chiens et des chevaux qui ont péri par suite de l'inoculation de la matière d'un charbon survenu après l'application d'un séton dans une maladie de l'articulation, on a trouvé, à l'inspection des membranes muqueuses et des autres organes, les mêmes altérations que dans la fièvre charbonneuse épizootique.

Typhus charbonneux, avec épanchement dans les cavités thorachiques et abdominales. D'après la description que M. Audouin de Chaignebrun a donnée de l'épizootie qui a régné en Brie en 1757, et d'après les résultats de l'ouverture des cadavres qu'il a examinés, il paraît que cette fièvre charbonneuse était principalement accompagnée d'une sorte d'inflammation des membranes séreuses : il divise les animaux malades en deux classes, par rapport à l'intensité de la maladie et du traitement qui paraissait convenir. Dans la première classe, tous les symptômes étaient légers; les animaux mangeaient et buvaient presque comme dans l'état de santé ; ils n'avaient point ou presque point de fièvre, peu d'oppression et d'agitation ; les tumeurs charbonneuses paraissaient promptement, et presque tous les accidens cessaient après l'éruption. Dans cette première division, les animaux guéris-

saient presque tous, à moins qu'il ne survînt métastase ou
délitescence des tumeurs, ou que les charbons très-volumi-
neux à la ganache, au poitrail ou aux parties génitales, ne for-
massent quelques fusées dans l'intérieur des cavités.

Dans la seconde division, les animaux étaient très-agités
et oppressés; ils battaient des flancs, les tumeurs étaient très-
étendues, très-emphysémateuses, et placées autour de la
poitrine et du ventre, ou, dans quelques cas, aucune tumeur
n'apparaissait au dehors. A l'approche de la mort, les naseaux, les oreilles et les parties génitales étaient froides, les
animaux râlaient pendant quelque temps, et ils périssaient
en trois ou quatre jours, et quelquefois en vingt-quatre ou
trente-six heures.

A l'ouverture des cadavres on trouvait, lorsque les symptômes les plus graves s'étaient dirigés vers la poitrine et que
les tumeurs étaient placées autour de cette cavité, des épanchemens plus ou moins considérables, d'une sérosité sanguinolente et gélatineuse, dans les plèvres ou dans le péricarde.
Lorsque les symptômes les plus fâcheux s'étaient dirigés vers
le ventre; que l'animal avait paru tourmenté de coliques, et
que les charbons étaient principalement situés sur les parois
de l'abdomen, ou vers les parties génitales, on trouvait des
épanchemens de même nature dans la cavité abdominale.
Du reste les poumons, le foie et les autres viscères étaient le
plus souvent gorgés de sang, et d'un tiers plus mous que dans
l'état sain; on y remarquait aussi quelquefois des taches noires
et comme gangreneuses.

D'après les observations de M. Audouin de Chaignebrun,
le traitement qui convenait aux malades de la première division, était celui qui tendait à faciliter la résolution des tumeurs
charbonneuses. Une ou plusieurs saignées, dans l'espace de
douze à quarante-huit heures, suivant les forces de l'animal,
des boissons abondantes acidulées, des lavemens émolliens,
et quelquefois purgatifs; tels étaient les principaux moyens
qui ont paru avoir des succès. M. Audouin employait aussi, à
l'extérieur, les cataplasmes résolutifs et légèrement excitans;
si enfin la résolution ne s'opérait pas et que la maladie fît des
progrès, il incisait la tumeur, et suivant l'état des parties
incisées, il pansait les plaies avec des digestifs animés, et tous
les moyens convenables pour y exciter la suppuration. Pendant toute la durée de la maladie, M. Audouin nourrissait
seulement ces animaux avec de l'eau blanche et du son mouillé.
La cure, selon l'usage banal, était terminée par des purgatifs.

Les malades qui appartenaient à la seconde division, avaient
encore, suivant M. Audouin, un besoin plus pressant de saignées; il les réitérait suivant l'exigence des cas, cinq à sept

fois dans l'espace de quarante-huit heures. Il assure que c'était
le seul moyen de réprimer la violence de cette maladie, et il
n'a eu de succès qu'avec cette méthode : mais passé le deuxième
jour, il a remarqué que les saignées étaient nuisibles ; c'est
alors qu'il conseille les épispastiques et les excitans extérieurs,
surtout pour éviter la délitescence des tumeurs charbonneuses.
Enfin M. Audouin avait encore recours, dans la dernière période de cette maladie, à l'usage des purgatifs dont il abusait
sans doute beaucoup trop ; c'était alors le règne des purgatifs en médecine, et il est bien difficile à un homme, même
de mérite, de résister à l'empire de l'usage.

Il paraît vraisemblable au reste, en comparant les caractères de l'épizootie décrite par M. Audouin, avec ceux de
plusieurs autres maladies analogues, et en rapprochant, de
ces caractères, les altérations trouvées à l'ouverture des cadavres, et les succès non équivoques obtenus par la méthode
antiphlogistique, que la fièvre charbonneuse de 1757 était
compliquée d'une espèce de pleuropéritonite, et que les épanchemens qu'on a remarqués dans les cavités étaient le résultat de cette phlegmasie des membranes séreuses.

La maladie décrite par M. Audouin de Chaignebrun s'était
d'abord déclarée, au milieu des chaleurs de l'été, parmi les
bestiaux qui paissaient dans la forêt de Crecy, remplie d'étangs,
de mares, d'eaux bourbeuses et stagnantes : des paroisses les
plus voisines de la forêt, elle avait successivement gagné
soixante paroisses, et sur quatre cent quatre-vingt-dix animaux frappés de l'épizootie, il en était mort deux cent quatre-
vingt-dix, cent soixante-douze chevaux, quatre-vingt-dix vaches
et trente huit ânes, particularité assez remarquable, car c'est
presque le seul exemple de typhus charbonneux sur les ânes,
indiqué dans les auteurs.

Les moyens préservatifs, proposés par M. de Chaignebrun,
consistaient, 1°. à tenir les bestiaux en plein air, excepté dans
le milieu du jour, à cause des mouches, ou à donner beaucoup d'air aux étables et aux écuries ; 2°. à baigner les animaux deux fois par jour ; 3°. à les mettre au son, au petit-lait
et aux boissons rafraîchissantes ; 4°. il conseillait aussi la saignée, qui en effet pouvait être de quelqu'utilité dans cette maladie, que nous considérons comme très-différente de la fièvre
charbonneuse simple, et comme compliquée d'une phlegmasie. Mais néanmoins il est vraisemblable que M. de Chaignebrun a beaucoup trop vanté la saignée comme préservatif, et
même comme moyen curatif, et qu'il en a abusé, car il a
perdu plus de moitié des malades qu'il a traités ; et en comparant le résultat de sa méthode avec celle de M. Desplas, qui
était entièrement opposée, l'avantage est de beaucoup en
faveur de celle-ci.

Typhus charbonneux enzootique de l'Auvergne. Quoiqu'il appartienne, par tous ses caractères, à la fièvre charbonneuse, néanmoins il offre des nuances particulières qui le distinguent de toutes les autres épizooties du même genre. M Petit, qui a donné une description de cette maladie, observe qu'après les symptômes de l'invasion, qui sont à peu près les mêmes que dans les autres épizooties de fièvre charbonneuse, il survient ordinairement une rémission sensible pendant laquelle les animaux mangent et boivent comme dans l'état de santé, et sont assez gais. Cette rémission est si complette, qu'elle en impose presque toujours aux habitans des pays qui n'ont cependant que trop d'exemples funestes de leur erreur. Mais cette rémission est de courte durée; le frisson survient, et les tumeurs charbonneuses paraissent particulièrement autour de la ganache et au grasset. Si elles ne se présentent point au dehors, ou que même, lorsqu'elles sont apparentes, la maladie ne prenne point une tournure favorable, l'animal pousse des plaintes, s'agite, étend le cou et la tête en avant ou la porte excessivement basse; le pouls devient alors très-faible, il se manifeste des mouvemens convulsifs dans les muscles des mâchoires et dans ceux de la queue, qui est courbée tantôt d'un côté, tantôt de l'autre : on observe quelquefois une très-grande difficulté de respirer, qui paraît, dans ce cas, déterminée par un engorgement emphysœdémateux du tissu cellulaire autour du larynx et du pharynx. Quelques animaux sont constipés, et rendent des excrémens secs et recouverts de lambeaux qui paraissent fournis par la mucosité des intestins. D'autres fois il y a de la diarrhée, et le rectum, saillant au dehors, laisse suinter un sang noir et caillé de la surface de sa membrane interne, qui est brune ou violette, et épaissie.

A l'ouverture des cadavres, M. Petit a remarqué des épanchemens sanguins et lymphatiques, et des infiltrations dans le tissu cellulaire des cuisses, des jambes, des aines. La peau était couverte de taches noires, la membrane muqueuse de la caillette très-enflammée, les intestins grêles étaient noirs et comme gangrenés; il a observé aussi des taches noires sur les gros intestins; la rate était engorgée d'un sang noir, quelquefois beaucoup plus volumineuse que dans l'état ordinaire, et très-souvent ramollie; le foie était également mou et comme macéré. M. Petit a trouvé des infiltrations dans la poitrine; le larynx, le pharynx et les parties adjacentes étaient jaunes et livides; les gros vaisseaux ne contenaient, ainsi que le cœur, qu'une très-petite quantité de sang noir; le cerveau était abreuvé de beaucoup de sérosité.

L'épizootie charbonneuse de l'Auvergne communique, par le contact immédiat, des inflammations cutanées gangreneuses à l'homme comme toutes les autres épizooties du même genre.

Des causes de l'épizootie charbonneuse d'Auvergne. Les montagnes de l'Auvergne sont humides et froides ; elles sont couvertes de neige jusqu'au mois de juin, et depuis cette époque jusqu'au mois d'octobre, elles sont environnées de brouillards très-épais. Les pâturages y sont assez fertiles, mais très-marécageux, surtout au pied des montagnes. Les vaches de ces montagnes sont renfermées dans les étables pendant tout l'hiver ; mais depuis le mois de juin jusqu'en octobre, elles couchent en plein air au milieu des pâturages. Ces animaux ne peuvent souvent résister à cette transition brusque dans leur manière de vivre, surtout à l'influence des brouillards qui sont encore très-froids vers la fin de juin, de sorte qu'on en a vu périr, dans une seule nuit, trente-six sur cent vingt. L'eau des sources qui arrose les prairies est si froide, surtout sur la montagne la plus élevée, nommée le *Paillasson*, que si les vaches y plongent les pieds pendant les grandes chaleurs de l'été, elles saignent aussitôt du nez, et que le sang coule jusqu'à ce que les extrémités aient repris la chaleur qu'elles avaient avant l'immersion. Les vaches qui meurent sont enterrées, sans précaution, à très-peu de profondeur, et souvent au milieu même des pâturages, de sorte que les exhalaisons de ces cadavres en putréfaction ajoutent à la fétidité des émanations qui s'échappent, pendant les grandes chaleurs, de toutes ces prairies plus ou moins marécageuses. C'est aussi le temps du développement de la fièvre charbonneuse qui se manifeste au pied du Paillasson dès le mileu de juin, et seulement en juillet au haut de la montagne, où elle dure seulement jusqu'au mois d'août. Sur les autres montagnes, elle se développe en juillet, et finit en octobre. Il paraît donc que les émanations marécageuses, et l'exposition à l'air froid et humide, pendant les nuits, sont les causes principales de cette maladie charbonneuse enzootique de l'Auvergne.

Traitement curatif. M. Petit n'hésitait pas, à l'exemple de plusieurs vétérinaires, de pratiquer la saignée au début de la maladie, si l'animal était jeune et vigoureux. Il secondait ce moyen antiphlogistique par les boissons délayantes : mais si l'animal était faible, il débutait de suite par des boissons aromatiques et des sétons qu'il faisait suppurer avec l'onguent épispastique. Il scarifiait les tumeurs charbonneuses, et même les tumeurs crépitantes des lombes, et lotionait avec l'essence de térébenthine les plaies qu'il laissait ensuite exposées à l'air. Lorsque l'éruption était incomplette, M. Petit plaçait au fanon des cautères composés d'ellébore macéré dans le vinaigre, et de muriate de mercure sur-oxidé ; il faisait ensuite usage de décoctions amères, de racine de gentiane jaune, de quinquina, etc. , auxquelles il ajoutait du muriate d'ammoniaque et du camphre.

Traitement préservatif. Après les mesures de l'isolement, le traitement préservatif de M. Petit consistait, en 1786, en boissons délayantes, seulement parce que les propriétaires se refusèrent à tous autres moyens; mais, en 1788, il pratiqua la saignée et les sétons avec beaucoup de succès , dit-il. Il convient cependant, qu'en 1789, ces mêmes moyens tombèrent en discrédit, parce que les ayant employés sur la moitié d'un troupeau, la plupart des bestiaux qui avaient été ainsi traités, tombèrent malades quatre par quatre, tandis que le reste du troupeau, qui n'avait fait usage d'aucun remède, ne fut pas, à beaucoup près, aussi maltraité. Cependant, malgré cette expérience remarquable, qui aurait dû éclairer M. Petit, il cherche encore à excuser la méthode pernicieuse des saignées et des sétons, comme moyens préservatifs de la fièvre charbonneuse, et prétend qu'ils n'ont eu, dans le cas dont il s'agit, d'autre inconvénient que d'accélérer le développement de la maladie. Cet inconvénient ne fût-il que le seul, il me semble qu'il serait déjà suffisant pour déterminer à proscrire ces remèdes au moins inutiles , mais il paraît évident qu'ils ont en outre rendu la maladie plus grave, puisque la mortalité a été moins considérable dans la moitié du troupeau à laquelle on n'avait administré aucun moyen préservatif.

Quand on réfléchit sur les causes probables de l'enzootie charbonneuse d'Auvergne, on est porté à croire que les véritables préservatifs doivent consister principalement dans le changement de régime des bestiaux. Il est vraisemblable en effet qu'on pourrait parvenir à prévenir cette maladie en plaçant les animaux dans des étables bien aérées, et situées sur les côteaux les plus secs, exposées au nord-est, et en les y laissant toute l'année, avec la précaution de ne les faire paître qu'après la chute des brouillards et des rosées.

Résumé général sur le typhus charbonneux. D'après les détails que nous avons présentés sur cette maladie, on voit qu'elle ressemble, par la plupart de ses caractères, au typhus des bêtes à cornes, et qu'elle n'en diffère principalement que par des nuances légères que nous avons indiquées au commencement de ce chapitre, et surtout par l'éruption des tumeurs charbonneuses.

Le caractère particulier que fournit l'ouverture des cadavres, consiste principalement dans l'infiltration séro-gélatineuse ou sanguinolente du tissu cellulaire environnant les glandes, et les charbons; les autres altérations qu'on observe sont communes au typhus des bêtes à cornes et au typhus charbonneux.

La fièvre charbonneuse est aussi beaucoup moins contagieuse que le typhus des bêtes à cornes, et elle ne l'est réellement qu'à la manière de certaines enzooties. Elle peut bien se
communiquer par une sorte d'inoculation, comme le prouvent
les expériences faites à Fossano par M. Brugnone, et comme le
prouvent aussi les nombreux exemples de communication de
cette maladie, des animaux malades aux animaux sains, ou à
des animaux d'espèces différentes, et même à l'homme, mais
toujours par suite d'un contact presque immédiat. M. Petit
cite seulement un exemple d'affection charbonneuse produite
chez deux enfans, par l'intermède d'un vêtement qui avait
d'abord servi à couvrir les peaux de bestiaux morts de la maladie. Malgré ce fait, et quelques autres analogues très-peu
nombreux, il ne paraîtpas cependant que cette infection par un
corps intermédiaire, puisse avoir lieu après l'espace de quelques jours, et à certaine distance du lieu infecté : ce qui
semble indiquer que les émanations du typhus charbonneux
sont promptement détruites dans l'atmosphère, et qu'elles ne
peuvent jamais, comme celles du typhus des bêtes à cornes,
étendre leur sphère d'activité audelà du corps même qui les a
fournies ; c'est par cette raison qu'il suffit, dans les épizooties
du typhus charbonneux, de prendre des précautions locales
pour l'isolement des animaux sains ; mais qu'il n'est pas nécessaire, comme dans le typhus des bêtes à cornes, d'empêcher en outre toute espèce de communication entre les pays
infectés et ceux qui les environnent.

Les causes qui donnent naissance à cette maladie, sont assez
obscures ; mais cependant, à l'exception de l'épizootie de Fossano, qui a eu lieu au mois de mars, toutes celles qui ont
été observées se sont toujours manifestées pendant les chaleurs
de l'été, et ont constamment paru dans des pays marécageux,
après des brouillards épais, ou dans le voisinage de mares
dont les eaux étaient croupissantes.

On peut donc considérer les causes du typhus charbonneux, comme toujours plus ou moins locales ou enzootiques,
tandis qu'au contraire, celles du typhus des bêtes à cornes
sont pour ainsi dire étrangères au pays où la maladie se développe, puisqu'elle est toujours primitivement apportée par
des animaux qui l'ont contractée pendant des voyages. Sous
le rapport des causes et sous celui des symptômes, on trouve,
à ce qu'il me semble, un rapprochement assez parfait entre
le typhus charbonneux des animaux et la fièvre ataxo-adynamique ou putride maligne des hôpitaux, dont la contagion,
quand elle existe, est toujours assez circonscrite ; et d'une
autre part entre le typhus contagieux des bêtes à cornes et
le typhus des armées, dans l'homme, dont la contagion est
toujours incommensurable.

Quant au traitement qui paraît spécialement convenir au typhus charbonneux, il doit nécessairement varier dans chaque épizootie, et suivant les différens individus qui sont affectés. Nous avons vu, par exemple, que le traitement antiphlogistique avait paru principalement convenir dans l'épizootie décrite par M. de Chaignebrun, tandis qu'une méthode purement tonique et excitante, avait seulement réussi dans l'épizootie de Quercy; mais en supposant qu'il n'y ait eu aucune espèce de prévention de part et d'autre, il ne faudrait pas en conclure que les méthodes les plus opposées sont également applicables dans la même épizootie. Il paraît, en effet, que l'épizootie de 1757 était compliquée d'une espèce de phlegmasie des membranes séreuses de la poitrine et du bas-ventre, tandis que celle de 1786 n'offrait que les caractères d'un typhus simple adynamique. Ces différences peuvent se rencontrer dans une même épizootie, dans la fièvre charbonneuse de l'Auvergne, par exemple, et exiger deux traitemens différens et presque entièrement opposés. Quoique le typhus charbonneux semble donc réclamer, comme celui des bêtes à cornes, un traitement en général excitant ou tonique, tant à l'intérieur qu'à l'extérieur, quelques complications de cette maladie, ou quelques circonstances individuelles peuvent obliger à modifier entièrement le traitement, et à recourir, au moins dans le début de la maladie, à la méthode débilitante ou antiphlogistique, qu'on emploie dans les maladies inflammatoires.

TROISIÈME CHAPITRE. *Du typhus contagieux des chats.* Les chats sont exposés, comme tous les animaux domestiques, à plusieurs épizooties, qui sont en général très-peu connues. Muratori rapporte qu'en 1630, il y eut à Padoue une telle maladie parmi ces animaux, que tout le pays fut désolé par les rats. On parle aussi, dans les Ephémérides des Curieux de la nature (déc. 1, an 3, 1672, obs. 40), d'une maladie contagieuse qui régna pendant deux ans en Westphalie, et qui détruisit presque en entier la race des chats, dans l'espace de plusieurs milles : elle est désignée sous le nom de *gale* ; mais d'après le peu de symptômes qu'on rapporte de cette épizootie, elle paraît devoir se rapprocher davantage d'une espèce de dartre aiguë ou d'érysipèle à la tête, compliquée d'ophtalmie, et de collection purulente dans l'orbite, comme il arrive quelquefois dans les érysipèles à la face, chez l'homme. L'animal était assoupi; la tête, et surtout les oreilles, étaient recouvertes d'une éruption croûteuse qui ne descendait jamais au-delà du col; les yeux se couvraient d'une espèce de taie, et tombaient ensuite en suppuration. On crut observer que la graisse de baleine était de quelque utilité. Cette épizootie, et plusieurs autres qui sont indiquées dans les auteurs, sont au reste accompagnées de descriptions trop incomplettes, pour qu'on puisse leur assigner quelques caractères tranchés : nous ne nous occuperons, dans ce chapitre, que d'une maladie qui paraît se rapprocher beaucoup de celles dont nous avons déjà parlé dans les articles précédens, et que nous plaçons-là immédiatement après, à cause de son analogie avec le typhus des bêtes à cornes. Elle a été observée avec plus de soin que les autres, en France, en Allemagne, en Angleterre et en Italie, et a été très-bien décrite par les médecins de l'école de Montpellier, et dans ces derniers temps, par le professeur Buniva, de l'université de Turin.

Symptômes du typhus contagieux des chats. Quelques jours avant l'invasion de la fièvre, les chats qui sont atteints de cette maladie fuient à l'approche de tout le monde, même de leur maître, et se traînent avec lenteur ; ils se cachent dans les endroits les plus obscurs, et ne boivent ni ne mangent ; ils sont inquiets, faibles, tristes, poltrons ; leurs griffes ne sont plus aussi rétractiles ; ils sont insensibles aux odeurs de la valériane et des plantes labiées les plus aromatiques ; il est très-difficile de tirer des étincelles électriques par le frottement de leur peau ; ils-ont alors perdu toute leur contractilité et leur agilité si connues. Deux chats atteints de cette maladie, ayant été jetés par la fenêtre, sont morts, l'un en tombant sur le dos, l'autre sur le côté.

Dans la première période de la maladie, la queue est tombante, la tête penchée, le col alongé, les oreilles flasques et froides ; les membres sont roides ; l'animal éprouve des bâillemens réitérés, quelquefois des nausées et même des vomissemens : il a de la somnolence et même de la stupeur. La tête et les extrémités sont agitées de tremblemens ; la voix est altérée ; le pouls est petit, fréquent ; la chaleur de la peau très-sèche, et la constipation opiniâtre. Dans la seconde période, l'animal est entièrement insensible à la voix de son maître ; l'œil est petit, larmoyant, la pupille ordinairement retrécie, quelquefois cependant dilatée. La langue sèche et recouverte d'un enduit jaunâtre ; un mucus écumeux, verdâtre, sort de la bouche, et quelquefois même on remarque un écoulement analogue par le nez : il survient souvent de la diarrhée ; la respiration est courte, gênée ; l'animal tousse. Pendant la troisième période, l'agitation et les convulsions se mêlent aux symptômes précédens, le ventre se météorise, le corps prend une teinte jaunâtre, et le malade meurt dans un état de prostration, ou au milieu des convulsions, du quatrième au cinquième jour.

Les altérations qu'on a observées sur les cadavres, prouvent qu'il existe dans cette maladie une affection générale de presque toutes les membranes muqueuses. Les narines, la bouche, l'œsophage, la trachée-artère, les bronches, et surtout les intestins, sont ordinairement en partie remplis d'un mucus séreux, blanchâtre, jaunâtre ou sanguinolent, qui est étendu à la surface de la membrane interne qui tapisse tous ces organes. On y remarque en outre des espèces d'ecchymoses ou de taches noires, si fréquemment appelées gangreneuses. On a retrouvé de semblables altérations sur le foie et le poumon.

Il paraît que cette maladie, de même qu'on l'observe dans les typhus contagieux chez l'homme et les autres animaux, est aussi quelquefois accompagnée d'autres phlegmasies que de celles des membranes muqueuses. M. le professeur Hallé a trouvé sur un chat mort de cette maladie un épanchement de matière purulente à la base du cerveau près de l'ethmoïde.

Du caractère contagieux de la maladie. Des faits très-nombreux prouvent que cette maladie se communique rapidement entre les chats qui habitent les villes, et de ceux-ci même aux chats sauvages. Le docteur Buniva a fait périr plusieurs chats, qu'il avait fait venir d'un pays qui n'était point infecté, en leur inoculant avec une lancette la bave d'un chat malade. Quelques expériences entreprises d'abord par le même médecin, et ensuite par ses élèves, semblent même prouver que, dans certaines circonstances, les chats peuvent communiquer cette maladie aux bœufs; mais on n'a pas pu parvenir à l'inoculer aux veaux ni à d'autres animaux. L'homme en paraît toujours exempt. Les chats peuvent-ils, à leur tour, contracter le typhus des bœufs, et cette maladie leur aurait-elle été communiquée d'abord par les bêtes à cornes? Cette question n'est pas encore résolue. Le professeur Buniva rapporte un fait, d'après le docteur Finazzi, qui semblerait faire présumer que cette communication serait possible. Pendant l'épizootie qui régna sur les bœufs, en 1776, une personne ayant exposé à l'air des peaux de bêtes à cornes mortes de la maladie, deux chats mangèrent des morceaux de chair attachés à ces peaux. Quelques heures après, l'un mourut dans des convulsions, en poussant des hurlemens affreux, et on trouva à l'ouverture du cadavre des taches gangreneuses sur les viscères du bas-ventre et le tissu cellulaire sous-cutané distendu dans plusieurs endroits par un peu de sérosité épanchée. Le second chat éprouva les mêmes accidens; il fut pris ensuite d'un grand vomissement, et tomba dans un état de langueur, mais ne mourut pas.

Du traitement curatif du typhus contagieux des chats. La

difficulté d'administrer des remèdes à ces animaux, et le peu de succès de ceux qui ont été tentés jusqu'à ce jour, a déterminé le docteur Buniva à proposer l'assommement de tous les chats affectés du typhus contagieux. Une raison semblerait encore militer en faveur de cette opinion ; c'est qu'il serait peut-être à craindre que ces animaux, en se sauvant dans les vacheries, ne communiquassent la maladie aux bêtes à cornes. Cependant les chats sont des animaux utiles, et dont la conservation est presque devenue nécessaire à nos besoins : il est donc avantageux de rechercher les moyens avec lesquels on pourrait combattre une maladie qui est pour eux une véritable peste.

Les remèdes qui ont eu, jusqu'à ce jour, le plus de succès, sont ceux qui ont été proposés par les médecins de l'Université de Montpellier. Ils consistent principalement dans des vomitifs avec le tartrate de potasse antimonié, des boissons abondantes amères, les sels mercuriels, particulièrement le muriate de mercure doux, le muriate d'ammoniaque, la thériaque, les vésicatoires et les sétons. Peut-être faudrait-il, après l'emploi des vomitifs, insister d'abord sur des boissons mucilagineuses et même huileuses, comme dans le typhus des bêtes à cornes. Le docteur Buniva a remarqué que les chats auxquels il donnait des soupes avec de l'huile d'olive, mouraient moins promptement que ceux auxquels il avait fait manger des potages préparés avec des substances stimulantes, et il a vu que chez ceux-ci, les yeux et la bouche étaient enflammés. Il paraît, en général, nuisible dans cette maladie, comme dans celle des bœufs, de trop se hâter d'employer les excitans ; la valériane, le marum, le nepeta cataria, le vin, etc., ne conviennent qu'après la période d'irritation et l'emploi des révulsifs. Il est probable même que, dans certains cas, la saignée de la jugulaire, comme l'avait déjà tenté le docteur Buniva, pourrait être avantageusement employée, dès le début de la maladie, lorsque l'inflammation des membranes muqueuses est portée à un très-haut degré, ou lorsque quelques symptômes particuliers donnent lieu de soupçonner la complication d'une autre phlegmasie (*Voyez*, au reste, pour les modifications du traitement, ce qui concerne la méthode curative du typhus des bêtes à cornes, qui nous paraît, en grande partie, applicable au traitement du typhus des chats).

QUATRIÈME CHAPITRE. *Des épizooties de la clavelée.* La clavelée, qui a de si grands rapports avec la variole, est une maladie éruptive, maintenant très-bien connue sur les moutons ; mais est-elle particulière à ces animaux, ou commune à plusieurs autres espèces : c'est ce que l'observation n'a pas encore décidé. Astruc prétend que les lapins contractent la clavelée, pour avoir brouté la nuit l'herbe d'un champ où un troupeau infecté a pacagé le jour ; d'autres médecins et des vétérinaires croient aussi que cette maladie se communique aux cochons, et même aux poules et aux dindons ; mais, en attendant que les faits soient bien constatés, il est plus raisonnable de douter, ou de croire qu'on aura confondu des maladies différentes, qui s'étaient manifestées dans les mêmes circonstances sur plusieurs espèces d'animaux à la fois.

Quoi qu'il en soit, l'origine de la clavelée, qui règne presque toujours d'une manière épizootique, est extrêmement obscure. M. Paulet pense que Laurent Joubert, un des médecins du seizième siècle, est le premier qui en ait parlé d'une manière assez claire, sous le nom de *picotte*, qu'on donne vulgairement à cette maladie dans les environs de Montpellier. Le docteur Stegman place la petite vérole des moutons au rang des épidémies qui ont ravagé les environs de Mansfeld, pendant l'année 1698. Jean-Adam Glusel, qui observait, en 1712, les maladies épidémiques dans la Basse-Hongrie, a parlé aussi d'une épizootie de clavelée. Les médecins de Genève ont eu occasion de la voir, en 1714, près de leur ville. Depuis cette époque, cette maladie a ravagé les troupeaux des environs de Beauvais, en 1746 ; elle a reparu ensuite dans le même pays, en 1754, 1761 et 1762. Elle a régné en Saxe pendant l'année 1756, et s'est manifestée aussi en 1773 et 1774 à Bobigny près de Paris. Cette maladie est, au reste, tellement répandue maintenant dans toute l'Europe, qu'elle y règne constamment, et est même devenue enzootique dans certains pays où on élève beaucoup de troupeaux, comme dans les montagnes des Cévennes, par exemple. Enfin, il s'écoule peu d'années qu'elle ne revienne d'une manière épizootique dans les environs même de Paris ; mais le grand moyen pour diminuer les ravages de cette maladie épizootique, est, comme on sait maintenant, de l'inoculer.

Voyez, pour tout ce qui concerne la description de cette maladie et les traitemens curatifs ou préservatifs, la note ajoutée à la fin de cet ouvrage.

CINQUIÈME CHAPITRE. *Des épizooties de charbon essentiel, et de pustule maligne.* Je réunirai ici, dans le même chapitre, le charbon essentiel, qui est très-différent de l'anthrax multiple, auquel certains auteurs appliquent, mal-à-propos, à ce qu'il me semble, le nom de charbon, et l'affection gangreneuse cutanée décrite dans l'homme, sous le nom de *pustule maligne* ; maladie qui se rapproche, à tant d'égards, du charbon essentiel des bestiaux, qu'elle n'en est réellement qu'une simple variété. Ces deux sortes de gangrène de la peau et du tissu

cellulaire sous-cutané, ont en effet les mêmes caractères généraux, la même marche dans l'ordre des symptômes; elles se
terminent de la même manière, et sont combattues par les
mêmes moyens; elles présentent cependant d'assez grandes
différences, suivant chaque espèce d'animal, et probablement
même aussi dans la même espèce, suivant les parties qu'elles
attaquent; mais toutes ces variétés du genre des inflammations gangreneuses de la peau n'ont pas encore été déterminées d'une manière exacte, ni même indiquées pour les animaux, comme M. Bayle l'a déjà fait pour l'homme.

La charbon essentiel, le charbon malin, ou la pustule maligne,
car je regarde ici ces mots comme synonymes, sont bien faciles
à distinguer des charbons symptomatiques dont nous avons
parlé dans notre second chapitre, en ce qu'ils ne sont jamais
précédés d'aucuns symptômes d'affection générale, que le développement de la tumeur charbonneuse est toujours primitif
ou au moins concomitant avec la fièvre, tandis qu'au contraire dans le typhus charbonneux les tumeurs gangreneuses ne
sont qu'une espèce de crise de la fièvre essentielle, et se manifestent toujours plus ou moins de temps après les autres symptômes de maladie : aussi dans le premier cas le traitement
local convenable fait cesser tous les accidens consécutifs,
tandis que dans le charbon symptomatique, le traitement
local de la tumeur n'arrête pas les progrès de la maladie principale.

Les charbons essentiels sont en général beaucoup moins vo-
lumineux que les charbons symptomatiques. Ils s'annoncent
ordinairement par une petite tumeur dure rénitente, de la grosseur de l'extrémité du doigt et environnée d'un bourrelet plus ou
moins gonflé et engorgé. Le centre de la petite tumeur est
souvent déprimé et quelquefois percé d'un trou imperceptible
comme dans le furoncle. Lorsqu'on presse cette tumeur entre
les doigts, l'animal témoigne qu'il éprouve de la douleur; la
fièvre survient plus ou moins promptement, la gangrène se
manifeste d'abord au centre, gagne successivement du centre
à la circonférence; cette escarre qui acquiert souvent plusieurs
pouces de diamètre, et qui d'autres fois a à peine quelques
lignes d'étendue, est presque toujours précédée ou accompagnée
de phlyctènes qui forment ordinairement autour d'elle une
espèce d'aréole vésiculeuse sans rougeur ou d'autres fois avec
un peu d'inflammation. Que l'aréole vésiculeuse existe ou
non, cette gangrène est ordinairement accompagnée d'un gonflement œdémateux plus ou moins considérable, dû à un emphysème et à une infiltration séreuse du tissu cellulaire qui
crépite sous les doigts comme dans les charbons symptoma-

tiques. Lorsque les tumeurs sont volumineuses et très-multi-
pliées, et que l'animal est faible, il tombe souvent dans un très-
grand affaissement après un accès de fièvre violente, et périt
en vingt-quatre ou trente-six heures.

Cette maladie est plus commune sur les moutons, les bœufs
et les vaches et les cochons, que sur les chèvres, les chevaux,
les ânes. Elle se retrouve plus souvent dans les départemens
méridionaux que dans ceux du nord; cependant on l'a quelquefois rencontrée d'une manière épizootique dans les environs même de Paris.

Première variété : charbon des moutons. Le charbon des
moutons est une maladie enzootique en Provence, en Languedoc, et principalement dans le Roussillon. Il se manifeste
sur les parties privées de laine, et où la peau est ordinairement
plus fine, à la partie interne des cuisses, aux aines, aux aisselles, au cou, aux mamelles et à la tête. Il commence par
un bouton plus ou moins saillant, dur, un peu rude au toucher, et qui devient promptement noir; l'escarre fait bientôt
des progrès rapides, et acquiert quelquefois l'étendue de la
paume de la main. Vers le centre et autour de cette escarre
on observe des vésicules remplies d'une sérosité qui, en s'écou-
lant sur les parties voisines, fait quelquefois l'effet d'une li-
queur caustique, et les gangrène. Le cercle qui environne la
partie gangrenée est plus ou moins enflammé, et quelquefois
très-livide, ce qui est toujours un symptôme fâcheux. Lorsque
le charbon fait quelques progrès, la fièvre survient ordinairement, l'animal cesse de ruminer, tombe dans un état d'adynamie, et succombe souvent en très-peu d'heures.

On ignore entièrement jusqu'à ce jour les véritables causes
de cette enzootie, et tout ce qu'on a dit de plus raisonnable
même sur la mauvaise qualité des eaux et des alimens est
encore purement hypothétique.

Le traitement consiste à inciser ou même à extirper quelquefois la tumeur, quand elle est peu considérable, et à favoriser la chute de l'escarre en excitant en général l'inflammation qui est presque toujours trop faible dans cette maladie.
Les moyens dont on se sert ordinairement sont la décoction
des plantes amères et aromatiques, de quinquina, l'alcool
camphré. On panse ensuite la plaie avec un digestif stimulant,
ou l'onguent épispastique, ou simplement l'essence de térébenthine. M. Dupuis a remarqué que les linimens volatils camphrés, appliqués sur les charbons qui surviennent après la
clavélisation, produisent les meilleurs effets. Les onguens qui
contiennent de l'aloes doivent être proscrits, parce qu'ils peuvent souvent produire sur les animaux, comme chez l'homme,
une diarrhée qui fatigue le malade et l'épuise. Il est quelque-

fois nécessaire de seconder l'effet des remèdes locaux par quelques boissons amères et toniques, animées soit avec l'acétate ou
le carbonate d'ammoniaque ou l'ammoniaque pure. Le vin et
le bouillon sont aussi fort utiles ; la saignée et les purgatifs
qu'on a quelquefois employés dans cette maladie ont presque
toujours été nuisibles, de même que dans la pustule maligne
chez l'homme.

Le charbon des moutons est tantôt simple, tantôt compliqué
avec la clavelée, et quelquefois même avec une fièvre analogue au typhus des bêtes à cornes, ou d'autres maladies, et
alors cette complication est presque toujours fâcheuse. Quelquefois le charbon est le simple résultat d'un mauvais procédé
de clavelisation, et j'ai vu ces tumeurs charbonneuses survenir
à l'endroit des piqûres et déterminer la mort de l'animal.

*Deuxième variété : charbon essentiel particulier au co-
chon.* Cette maladie est connue sous le nom de la *soie*, le *soyon*,
le *piquet*, la *pique*, à cause de la direction que prennent
alors les soies du lieu malade. Elle est tantôt assez simple,
tantôt plus ou moins compliquée d'inflammation gangreneuse
de quelques parties internes. N'ayant jamais eu occasion d'observer cette maladie, nous la décrirons, d'après M. Chabert,
dans son état le plus grave : l'appareil fébrile qui l'accompagne
alors et la précède même quelquefois, semblerait d'abord
éloigner l'idée d'une simple affection locale ; mais comme tous
ces accidens cèdent ordinairement au traitement local, on ne
peut la ranger que dans les inflammations gangreneuses ou
charbonneuses de la peau.

Symptômes. L'animal est triste, sans appétit, tourmenté
d'une soif vive et d'une chaleur brûlante ; il éprouve des grincemens de dents ; bientôt on observe sur les parties latérales
du col dans la région qui correspond aux amygdales, tantôt
d'un seul côté, tantôt des deux côtés à la fois, des espèces de
petites houpes composées de douze à quinze soies hérissées,
droites, plus roides que les autres. Lorsqu'on les tiraille, l'a-
nimal témoigne de la douleur ; en examinant de plus près, on
voit que ces soies sont implantées sur une partie déprimée, gangrenée, noire dans le cochon à soies blanches, et décolorée et
blafarde dans les cochons à poils noirs. Lorsque cette maladie a
fait des progrès, la soif est nulle, quoique la fièvre et la chaleur soient toujours assez considérables ; l'animal est abattu,
il reste couché, et si on parvient à le faire relever en le frap-
pant, il chancelle et tombe ; alors les flancs sont agités, la bouche
est brûlante, il en découle une bave très-fétide : les yeux sont
injectés. Les mâchoires sont agitées de mouvemens convulsifs ;
et si l'animal est constipé, il meurt au bout de vingt-quatre
à quarante-huit heures, suffoqué comme dans l'angine connue

sous le nom d'étranguillon ; mais s'il survient de la diarrhée, la maladie se prolonge jusqu'au septième ou neuvième jour, et l'animal après avoir maigri prodigieusement, meurt dans les convulsions.

Ouverture du cadavre. Quand l'animal a succombé promptement, la peau, le tissu cellulaire sous-cutané, les muscles et même le pharynx et le larynx sont quelquefois frappés de gangrène. Les ventricules du cerveau sont souvent remplis d'une sérosité sanguinolente. Ces désordres locaux paraissent moins considérables dans ceux qui ne périssent que le neuvième jour ; les muscles de ces animaux sont en général blafards et mous, leur graisse sans consistance. Les hommes et les animaux qui ont mangé de la viande de ces cochons affectés de la pustule maligne, en ont souvent été la victime.

La cause de cette maladie que M. Chabert regarde comme contagieuse, est en général attribuée aux chaleurs excessives, aux alimens et aux boissons peu salubres, et surtout à l'air infect des toits encombrés du fumier des cochons qu'on y tient enfermés.

Le traitement de cette variété de la pustule maligne ne diffère point de celui des autres variétés ; il suffit d'extirper en entier la tumeur, et si les chairs sont gangrenées dans le fond de la plaie, de les brûler soit avec le cautère actuel, soit avec une pincée de fleurs de soufre qu'on allume ensuite avec le cautère. On donne à l'animal quelques verres d'une forte infusion vineuse ou acidulée de plantes amères et aromatiques, on le nourrit seulement avec l'eau blanche acidulée et nitrée. Ce traitement simple est ordinairement constamment efficace suivant M. Chabert.

Troisième variété, *pustule maligne de la langue ou glossanthrax*. Le glossanthrax ou chancre volant, ainsi nommé par le professeur Sauvages, est une espèce de pustule maligne, qui attaque la langue et le palais de la plupart des herbivores, et particulièrement les chevaux, les ânes, les mulets, les vaches et les bœufs.

Symptômes. Cette maladie se présente tantôt sous la forme de phlyctènes ou de petites vessies membraneuses, blafardes, livides ou noires qui se déchirent presque aussitôt qu'elles se manifestent, tantôt sous la forme de grosses pustules, convexes, rondes ou oblongues, sous la capsule desquelles s'amasse un liquide sanguinolent. Il succède à ces pustules et à ces phlyctènes des ulcères rongeans, souvent gangrenés, à bords calleux ; ils font des progrès rapides, et versent dans la bouche une humeur très-fétide. Lorsque les ulcères sont situés sur les parties latérales supérieure ou inférieure de la langue, cet organe est tuméfié et acquiert un volume assez considérable, il est souvent en partie rongé au moment où on commence à s'apercevoir de la maladie. La fièvre ne se manifeste que lorsque les ulcères ont déjà fait quelques progrès ; l'animal est alors triste, abattu, la rumination cesse, il refuse toute espèce d'alimens, le lait se tarit dans les mamelles : si on ne se hâte d'arrêter les progrès du mal, la langue tombe en lambeaux, la gangrène gagne de proche en proche le larynx et le pharynx ; il survient des convulsions, et l'animal meurt promptement.

A l'ouverture des cadavres, on trouve, indépendamment du délabrement de la langue et des parties environnantes, des taches gangreneuses dans l'œsophage et la panse, les poumons sont gorgés d'un sang noir. Lorsque les pustules sont situées sur le palais, on trouve la membrane nasale comme gangrenée.

Traitement. Il est presque toujours efficace lorsqu'il est appliqué à temps ; il faut sur le champ scarifier la langue et les ulcères, enlever les parties gangrenées et laver les parties malades cinq à six fois par jour avec l'acide sulfurique étendu d'eau ou une forte solution de sulfate de cuivre ou frotter les ulcères avec ce sel lui-même. La simple solution de muriate de soude dans le vinaigre a été très-utile dans un cas pressant. Les décoctions de quinquina avec l'alcool camphré, celles d'aristoloche et d'angélique, animées avec l'alcool de quinquina et le muriate d'ammoniaque sont plus actives et bien préférables. Les billots de camphre, de quinquina et de miel ne doivent pas être négligés dans l'intervalle du pansement, et les médicamens intérieurs consistent en décoctions mucilagineuses acidulées ou aiguisées avec le muriate de soude et le nitrate de potasse ; et dans les cas plus graves, il faut employer les décoctions amères aromatiques, et surtout celles de quinquina. Au bout de vingt-quatre à trente-six heures de soins assidus, on observe déjà une amélioration très-sensible.

Nous trouvons dans les ouvrages l'histoire de plusieurs épizooties et même de plusieurs épidémies, de glossanthrax. Sauvages l'a observé en 1731, dans le Languedoc, où il s'étendit sur tous les herbivores, excepté les moutons. Il n'épargna pas même les hommes, qui, à Nimes particulièrement, en furent atteints : il se manifesta la même année en Auvergne et dans le Bourbonnais, principalement à Gannat près de Moulins. Baillou avait vu régner cette même maladie sur les hommes, à Paris, en 1571. A une époque beaucoup plus rapprochée de nous, en 1780, aux mois de septembre et d'octobre, M. Richard a observé une épizootie de pustule maligne de la langue, sur les chevaux et les bœufs, aux environs de Fontainebleau ; et la même année MM. Volpi et Ferdenzy l'on vu régner dans le Mantouan. Les élèves de l'Ecole vétérinaire de Lyon l'ont rencontrée dans le Lyonnais, le Dauphiné, et les pays environ-

nans. Enfin, en 1801 , M. Gastellier a remarqué une semblable épizootie , mais très-bénigne , sur les bêtes à cornes aux
environs de Montargis.

Cette maladie qui se communique assez rapidement d'un
animal à l'autre , quand ils ne sont pas isolés , regne constamment au printemps et en automne , surtout dans les temps humides. Elle a paru dépendre , dans la plupart des épizooties ,
de la mauvaise nourriture et de l'humidité des pâturages. Pendant celle qui a régné dans les environs de Lyon , les animaux
nourris au sec avec de bons fourrages et renfermés dans les
écuries et les étables , ont été constamment exempts de la
maladie.

SIXIÈME CHAPITRE. *Des épizooties aphteuses*. Les aphtes, qui
sont toujours très - distincts du glossanthrax , se rencontrent
chez les animaux comme chez l'homme , tantôt d'une manière
isolée et sans symptômes fébriles , tantôt comme symptômes
particuliers et accidentels dans le cours de quelques maladies
aiguës ou chroniques. On les retrouve quelquefois dans le typhus contagieux des bêtes à cornes ; ils se manifestent souvent
vers le déclin de la phtisie pulmonaire et de la morve. M. Huzard qui a vu pendant sa maladie un lion mort à la ménagerie
du Jardin des Plantes , dit que toutes les parties de sa gueule
étaient couvertes d'aphtes , et qu'à sa mort toute sa peau en
était criblée ; mais ce qu'il nous importe surtout de remarquer
ici , c'est que les aphtes règnent épizootiquement comme d'une
manière épidémique , et la fièvre qui les accompagne dans les
animaux paraît avoir quelques rapports avec la fièvre muqueuse
décrite par Wagler et Rœderer.

Michel Sagar , en Allemagne, Lafosse et Baraillon , en
France , ont eu particulièrement occasion d'observer des épizooties d'aphtes. Nous emprunterons de leurs écrits , ainsi que
d'un mémoire de M. Huzard, ce que nous en dirons ici.

Symptômes. Dans la première période de la maladie, il y
a perte d'appétit , tristesse , fièvre , chaleur à la peau. Les yeux
sont injectés , l'intérieur de la bouche est d'un rouge vif, l'haleine brûlante , les urines sont rouges , les matières fécales
naturelles ; dans une épizootie observée par Lafosse, les aphtes
étaient accompagnés de diarrhée. Dans la seconde période qui
commence le troisième ou quatrième jour, les symptômes précédens s'accroissent , et il apparaît des pustules dans la bouche,
le gosier et le nez ; la déglutition devient difficile , et l'amai-
grissement rapide. Les pustules sont quelquefois tellement
multipliées , qu'elles occupent toute la face interne de la bouche
et du gosier. Elles sont tantôt sphériques , tantôt irrégulières ,
de la grosseur d'un grain de millet , de froment, ou d'un pois :
elles sont ordinairement blanches , quelquefois rougeâtres ou

remplies d'une humeur transparente, rarement opaque ; mais elles ne sont jamais livides, ou noires ou gangrenées comme dans le glossanthrax. Pendant la troisième période, si la maladie est légère, les pustules forment croûte et tombent vers le septième jour ; leur chute arrive plus tard dans les cas graves. Le jour même où les aphtes commencent à se dissiper, il apparaît des tumeurs sur les extrémités des ongles, et alors la fièvre cesse, et l'appétit revient par degrés.

Traitement. Comme la maladie est rarement mortelle, on n'a souvent employé aucun remède pour cette épizootie : les remèdes échauffans tels que la thériaque sont dangereux et nuisibles. Les décoctions de navets avec l'oximel nitré, l'eau blanche, et, quelquefois au début de la maladie chez les animaux vigoureux, la saignée, voilà les moyens qui ont paru les plus convenables. Dès que le pus est formé dans les tumeurs qui sont placées vers les extrémités, il est nécessaire de les ouvrir pour les déterger : il arrive quelquefois qu'il s'y développe des vers, ce qui retarde la guérison ; il faut alors panser les plaies avec l'essence de térébenthine affaiblie, ou l'alcool camphré qui fait ordinairement périr les vers.

L'épizootie observée par Sagar, et qui régna en 1764 en Moravie, affecta généralement les bœufs, les brebis, les chèvres et les porcs ; mais les brebis et les porcs furent beaucoup plus malades que les autres animaux, et la maladie fut plus meurtrière chez eux. Sagar assure que le lait de toutes les vaches qui étaient malades, n'avait ni sa douceur, ni sa consistance naturelle, et aussitôt qu'on l'approchait du feu, il tournait. Les hommes qui firent usage de ce lait, comme aliment, éprouvèrent de la chaleur et une ardeur dans la gorge, et contractèrent des aphtes. Pendant les années 1763 et 1764 une épizootie aphteuse attaqua les bêtes à cornes et les chevaux en Auvergne, dans le Périgord et aux environs de Paris. M. Baraillon a observé aussi la même maladie, dans la généralité de Moulins pendant les années 1776, 1785 et 1786 ; mais les aphtes avaient, dans cette épizootie, un caractère un peu plus rongeant, et se rapprochaient, sous ce rapport, du glossanthrax ; la langue était couverte de petites vessies rouges à leur bord, et quelquefois de larges ulcères, qui étaient placés à la face supérieure ou inférieure de la langue, et la détruisaient en partie.

SEPTIÈME CHAPITRE. *Des épizooties catarrhales.* Il est peu d'épizooties graves dans lesquelles on ne rencontre, comme nous l'avons déjà vu, quelques affections des membranes muqueuses, soit comme complication ou symptômes accessoires, soit comme symptôme essentiel. Nous les avons déjà observées, sous ces différens rapports, dans le typhus des bêtes à cornes et celui des chats, et dans le typhus charbonneux ; mais il ne s'agit plus, dans ce chapitre, d'examiner les inflammations muqueuses sous le rapport de simples symptômes de fièvres essentielles ; nous les considérerons maintenant comme cause principale et essentielle de maladie, accompagnée d'une fièvre purement symptomatique. Les inflammations catarrhales essentielles règnent assez fréquemment, d'une manière épidémique, chez les animaux, et l'histoire des épizooties renferme plusieurs exemples d'ophtalmie, d'angines simples ou gangreneuses, de dysenterie idiopathique. Mais les bornes déjà beaucoup trop étendues de l'article *épizootie*, ne me permettent pas de passer en revue toutes les différentes maladies catarrhales, je me contenterai de parler ici seulement du catarrhe proprement dit.

Catarrhe épizootique. Tous les animaux sont sujets au catarrhe nasal et pulmonaire ; mais principalement à celui de la membrane muqueuse du nez. Cette maladie, qui est en général assez légère chez l'homme, est toujours plus grave chez les animaux dont les anfractuosités nasales sont beaucoup plus étendues : elle est très-souvent sporadique ; mais on l'observe aussi d'une manière épidémique, principalement sur les chevaux, les chiens et les chats, chez lesquels elle prend quelquefois un caractère contagieux.

Du catarrhe nasal des chiens. M. Fournier ayant observé le catarrhe nasal des chiens d'une manière épizootique dans un grand état de simplicité, nous emprunterons en partie la description qu'il en a donnée, et nous examinerons ensuite les différentes complications de cette maladie indiquées par les autres auteurs.

Symptômes. Dans la première période, l'animal est triste, très-abattu, faible et couché sur le côté ; ses yeux sont ternes ; il tousse, éternue par intervalle, et paraît incommodé d'un enchifrenement dont l'animal cherche à se débarrasser en agitant la tête et le museau, et en frottant quelquefois ces parties avec la patte ; la soif est vive et insatiable, rien ne lui plaît plus que la vue de l'eau ; la chaleur du corps est considérable, l'appétit nul. La seconde période se distingue d'abord par l'augmentation de la toux, de l'enchifrenement et de l'agitation ; il s'écoule, par les narines, une mucosité abondante, qui est d'abord limpide et claire, et qui s'épaissit et se colore ensuite en vert ou en jaune, et obstrue même quelquefois les narines de manière à gêner la respiration. Pendant cette période, l'animal éprouve des nausées et des vomissemens ; il fait des efforts et de fortes expirations pour chasser le mucus nasal ; il s'affaiblit de plus en plus, chancelle à tous momens, et ne peut se soutenir sur le train de derrière. Pendant la troisième période, les yeux sont éteints, vagues et larmoyans, les narines de l'animal répandent une odeur fétide. Il s'écoule de la bouche une bave écumeuse et gluante, comme dans la rage, et il survient des mouvemens convulsifs de la face et des membres. L'animal est tantôt constipé, d'autres fois, tourmenté par la diarrhée.

M. Fournier qui n'a vu, à ce qu'il paraît, cette maladie que dans son état de simplicité, ne s'est attaché à décrire sur les cadavres que les altérations qu'il a remarquées dans les fosses nasales; il a observé que toutes les anfractuosités des fosses nasales étaient remplies d'une matière grumelée, ou quelquefois puriforme, ou sanieuse, et que la membrane muqueuse était d'un rouge violet, ulcérée, et comme rongée dans différens points de son étendue. Il ne parle point de l'état des autres organes; mais quoique l'inflammation de la membrane nasale soit en effet l'altération constante et principale, cependant, plusieurs auteurs, et particulièrement Jenner et M. Barrier, ont observé différentes complications de cette maladie, et les ont constatées par les ouvertures des cadavres.

Complications. Une des complications les plus fréquentes est une ophtalmie, qui se manifeste dans le courant de la seconde période; d'abord, par l'obscurcissement de la cornée, et ensuite par des ulcérations ou des taches albuginées; quelquefois même cette ophtalmie est accompagnée d'une atrophie de l'œil, ou d'une espèce d'amaurose. Le catarrhe des chiens, sur les jeunes animaux surtout, est souvent compliqué d'une affection cérébrale et de tout le système nerveux en général; ils éprouvent, surtout quand la maladie devient chronique, des espèces d'attaque d'épilepsie ou de danse de saint Guy. Pendant ces accès, qui se prolongent souvent très-longtemps, et même le reste de la vie, l'animal chancelle, tombe, se roule, crie comme si on le frappait, mord les corps qui sont à sa portée, et la terre même, et tombe ensuite dans un état d'affaissement et d'insensibilité complette. Bientôt après ces attaques, l'animal revient à un état plus tranquille et gai, il remue la queue et regarde d'un air calme. Ces attaques, surtout lorsqu'elles sont accompagnées de bave à la bouche, en ont souvent imposé pour des accès de rage. Edward Jenner dit qu'un gentilhomme fit tuer la plus grande partie de ses chiens affectés de catarrhe, parce qu'il les croyait hydrophobes. J. Hunter rapporte qu'un homme eut une hydrophobie causée par l'influence de l'imagination, pour avoir été mordu par un de ses chiens qu'il croyait enragé. Quand les attaques se prolongent, l'animal reste souvent paralysé des extrémités postérieures et tombe dans une extrême maigreur. A l'ouverture du corps, on trouve le cerveau mou, les ventricules remplis de sérosité, et le rachis abreuvé d'un liquide séreux épanché dans sa cavité membraneuse; la substance médullaire est très-ramollie. Ceux qui reviennent à la santé, après avoir langui plusieurs semaines, éprouvent quelques hémorragies nasales pendant la convalescence. MM. Jenner et Barrier ont vu le coryza des chiens compliqué avec le catarrhe pulmonaire, et même avec la pneumonie. Dans ces cas la respiration de l'animal était très-fréquente et gênée, et il périssait du troisième au cinquième jour. On trouvait alors, comme chez l'homme, la muqueuse des bronches très-rouge, et le poumon hépatisé. Jenner a aussi rencontré cette maladie avec une inflammation du foie. Enfin on a vu, au mois de mars 1714, régner, dans les provinces méridionales, une épizootie de catarrhe sur les chiens, avec complication d'angine gangreneuse.

Le catarrhe des chiens, qui est souvent une maladie sporadique, parait, suivant quelques observateurs, éminemment contagieux, lorsqu'il se présente d'une manière épidémique. Il n'attaque ordinairement de cette manière que les chiens des villes, ou ceux qui sont réunis en meute nombreuse, et il est rare alors, quand il pénètre dans un chenil, que tous ne soient pas infectés. Si, longtemps même après que la maladie a disparu, on amène dans le chenil, anciennement infecté, un ou plusieurs chiens très-jeunes, il arrive constamment que tous contractent la maladie, quelques précautions qu'on ait prises d'ailleurs pour désinfecter le chenil. Les chiens tombent ordinairement malades dès le deuxième jour de leur exposition à la contagion. Il est très-rare, et cette observation a été faite par ceux qui révoquent en doute la contagion de cette maladie, comme par ceux qui l'admettent, qu'un animal qui a éprouvé la maladie, la contracte une seconde fois, lorsqu'il est de nouveau placé au milieu d'un chenil infecté. Cette maladie, suivant Edward Jenner, ne s'est introduite en Angleterre que vers le milieu du siècle dernier, et a été apportée sans doute du continent, où elle existe depuis bien plus longtemps. Tous ces faits semblent militer en faveur de ceux qui, de même que l'auteur anglais, regardent le catarrhe des chiens comme aussi contagieux que la variole, la rougeole et la scarlatine chez l'homme.

Du traitement curatif. Les premiers soins qui sont aussi essentiels pour la guérison des animaux malades, que pour prévenir l'infection chez ceux qui ne le sont pas, sont l'isolement et la désinfection du chenil : on procède ensuite au traitement des malades. M. Fournier qui, comme nous l'avons déjà dit, n'a observé la maladie que dans son état de simplicité, se contente, après avoir fait vomir l'animal avec un grain d'émétique et un ou deux grains de kermès minéral, suivant la force de l'individu, d'agir principalement sur la membrane nasale à l'aide de fumigations de poudre de cascarille, et d'injection d'une teinture de cette écorce; il purge aussi quelquefois le malade avec la manne, et lui donne intérieurement la cascarille en poudre à la dose d'un scrupule par jour, unie avec la thériaque et le beurre frais. M. Fournier avait une si grande confiance dans ce remède, qu'il suffit, disait-il, de le continuer pendant trois jours pour détruire en entier la maladie : il secondait ce traitement par des boissons aqueuses ou du lait. Mais en supposant que ces moyens soient très-efficaces dans le catarrhe simple, il est des complications dans lesquelles il est nécessaire de recourir à d'autres remèdes. La saignée est rarement utile; cependant elle devient nécessaire dans quelques complications de catarrhe pulmonaire et de pneumonie, et doit alors précéder les vomitifs, qui même, dans ce cas, peuvent être souvent dangereux. Lorsque les convulsions reviennent par accès, M. Barrier et plusieurs autres vétérinaires conseillent surtout l'éther. M. Berniard, dans l'épizootie qu'il a observée en Pologne, insistait surtout sur ce remède pris dans le lait; mais lorsque la maladie devient chronique, et que l'animal s'affaiblit et éprouve de fréquens accès, semblables à ceux que nous avons décrits, le moyen le plus efficace, et qui a réussi d'une manière étonnante entre les mains de M. Dupuis, est le quinquina donné en forte décoction, ou encore mieux en substance, soit en lavement, soit par la bouche.

Les chats sont, comme les chiens, sujets à un catarrhe qui est quelquefois aussi épizootique. M. Barrier a eu occasion de voir plusieurs fermiers des environs de Chartres, qui ont ordinairement une vingtaine de chats dans leurs fermes, les perdre tous par cette maladie, pendant les hivers de 1782, 1783 et 1784. Ces animaux, comme l'observe très-bien M. Barrier, sont difficiles à traiter parce qu'ils refusent tous les secours qu'on cherche à leur administrer, de sorte qu'on est ordinairement forcé de les abandonner aux seules ressources de la nature; mais il pense qu'on pourrait employer pour eux les mêmes moyens que pour les chiens.

HUITIÈME CHAPITRE. *Des pneumonies et pleuropneumonies épizootiques.* Les inflammations des poumons et des plèvres qui compliquent quelquefois accidentellement les typhus, se rencontrent aussi d'une manière épizootique, soit seules, soit réunies avec d'autres inflammations, ou accompagnées d'une espèce de fièvre putride. C'est principalement à cette dernière variété qu'on a donné le nom de péripneumonie maligne ou gangreneuse, parce que tous les auteurs assurent que cette inflammation se termine par la gangrène et la suppuration du poumon. Mais les dénominations des altérations organiques sont encore si peu précises, surtout dans l'anatomie pathologique des animaux, qu'il serait très-possible qu'on eût donné le nom de gangrène du poumon à une sorte d'hépatisation rembrunie ou à de larges ecchymoses noires, comme on en observe souvent dans les animaux et même quelquefois, dans l'homme, audessous des membranes séreuses et dans le tissu même des organes. D'ailleurs, la véritable gangrène du poumon, avec la couleur noire, la consistance et l'odeur propre qui caractérisent cette dégénérescence si connue pour la peau, le tissu cellulaire et les muscles, se rencontre très-rarement chez l'homme. Beaucoup de médecins ne l'ont jamais vue, et M. Bayle, dont l'autorité est de quelque poids en pareille matière, m'a assuré ne l'avoir jamais rencontrée que deux fois seulement. Si elle est aussi rare dans l'homme, il est très-vraisemblable qu'elle doit aussi se rencontrer très-rarement chez les animaux.

Quoi qu'il en soit, cette maladie attaque les chevaux, les moutons et principalement les bêtes à cornes, surtout au printemps ou en automne. Voici les caractères principaux que M. Chabert lui assigne, et le traitement qu'il propose pour la combattre.

Symptómes. Indépendamment des signes communs à presque toutes les maladies aiguës des animaux, on observe que, dans la première période de la péripneumonie maligne, l'animal a le pouls petit, dur, très-fréquent, quelquefois irrégulier; les flancs sont agités; la chaleur de la bouche et de l'air expiré est élevée, la soif très-vive, la langue sèche; la toux est forte, fréquente; la fiente est le plus souvent solide ou noire, quelquefois liquide et très-fétide; les urines sont rares, plus ou moins épaisses et odorantes. Dans la seconde période, la sensibilité de l'épine et surtout de la région lombaire paraît très-vive au toucher. L'animal tient la tête élevée; ses yeux sont étincelans, larmoyans; il éprouve des grincemens de dents, des contractions spasmodiques dans les naseaux; la toux est très-fréquente et comme convulsive, avec écoulement, par la bouche et les naseaux, d'une matière sanguinolente ou rousse. On remarque dans cette période une chaleur particielle du corps et un refroidissement des cornes ou d'autres parties : l'animal alors ne se couche plus ou reste très-peu de temps couché à cause de la gêne sans doute qu'il éprouve dans cette position. Pendant la troisième période, le pouls est petit, très-faible; la pupille est dilatée, l'éclat de la conjonctive devient de plus en plus terne; la respiration est très-fréquente, les flancs sont rétractés en dedans, les extrémités rapprochées, l'épine insensible, les déjections ordinairement liquides et fétides ; le râle survient et l'animal meurt du cinquième au septième jour au plus tard, et quelquefois dans l'espace de vingt-quatre à quarante-huit heures.

Ouverture des cadavres. Les poumons, les plevres, le péricarde et même le diaphragme sont souvent adhérens entre eux, par suite de l'inflammation. Les différentes cavités de la poitrine renferment quelquefois un liquide sanguinolent et bourbeux : les poumons, suivant M. Chabert, sont presque constamment gangrenés, décomposés et en suppuration, ce qui suppose nécessairement des altérations antécédentes, une dégénérescence tuberculeuse ou une inflammation chronique du poumon ou des plevres ; car l'espace de cinq à sept jours ne suffirait pas pour déterminer une suppuration du poumon, qui doit être d'ailleurs une terminaison toute aussi rare de la péripneumonie chez les animaux que chez l'homme. On a observé dans la cavité abdominale plusieurs traces d'inflammation sur les intestins, et principalement sur la matrice dans les vaches pleines.

Traitement curatif. Au premier degré de la maladie, il faut surtout insister sur les saignées répétées de trois heures en trois heures, suivant la force du pouls et l'état du malade. Il faut seconder ce moyen avec des boissons mucilagineuses et huileuses, rendues diurétiques avec le nitrate de potasse et même quelquefois la crème de tartre, et employer aussi les lavemens. Il faut, dans la seconde période, recourir aux ventouses scarifiées sur la poitrine, aux épispastiques et aux vésicatoires volans ou suppurans, aux sétons ; mais les scarifications ne doivent être employées qu'avec beaucoup de ménagement ; car il arrive quelquefois, quand elles sont trop étendues, qu'elles donnent lieu à un emphysème considérable, et même à la gangrène, comme l'a observé M. Gervy. Les décoctions toniques de plantes amères, de quinquina, ne doivent être employées que sur la fin de la deuxième période, et pendant la troisième, quand tous les symptômes inflammatoires ont été combattus, et qu'il ne s'agit plus que de remédier à l'état d'adynamie qui survient promptement.

Le traitement qui convient à la première période, peut être employé, avec succès, comme préservatif pour les animaux qui se trouveraient exposés à contracter la maladie.

On ignore les véritables causes de cette épizootie, comme celles de beaucoup d'autres ; on sait seulement qu'elle se présente quelquefois sans aucun caractère contagieux, et que, dans d'autres cas, elle se répand par contagion. La péripneumonie épizootique, qui a régné sur les bêtes à cornes dans le département du Loiret, avait été apportée dans les environs de Montargis, par plusieurs vaches et taureaux malades vendus par des marchands. Elle s'était bientôt répandue dans tous les villages où on avait acheté les bestiaux infectés, et il a été facile de suivre les traces de cette communication. M. Gastellier a considéré cette maladie comme éminemment contagieuse, et il en a donné un assez grand nombre de preuves ; néanmoins elle n'a pas fait de progrès très-considérables, et elle a cédé à un traitement semblable à peu près à celui qu'a proposé M. Chabert. M. Abildgaard, de Copenhague, parle aussi d'une péripneumonie qu'il a regardée comme contagieuse, et qui infecta les haras et les écuries du roi de Danemarck. L'épizootie de péripneumonie, qui a régné sur les bêtes à cornes dans le département de l'Allier, en 1788, et qui a été décrite par M. Gervy, ne paraît, au contraire, avoir présenté aucun caractère contagieux. La maladie se borna principalement aux villages de Saint-Bonnet et de Montpensier, près Gannat, où on avait fait subitement passer les bestiaux des fourrages secs aux verts. M. Gervy est d'autant plus disposé à attribuer à cette cause le développement de la péripneumonie épizootique, que, dans les lieux voisins où le changement de régime ne fut point aussi brusque, les bestiaux ne furent point attaqués de la maladie. La péripneumonie des environs de Gannat a cependant offert à peu près les mêmes caractères que celle des environs de Montargis, et a été combattue avec succès par des moyens analogues. La même maladie peut donc se présenter, tantôt avec un caractère contagieux, tantôt sans ce caractère, quoiqu'elle offre d'ailleurs entièrement le même aspect. Cette vérité, qui est contestée par plusieurs médecins, me paraît aussi importante pour les épidémies que pour les épizooties ; car je suis porté à croire que les épidémies de catarrhe pulmonaire et de dysenterie sont dans le même cas.

NEUVIÈME CHAPITRE. *Des hémorragies épizootiques.* On peut distinguer chez les animaux comme chez l'homme des hémorragies actives et passives ; mais les premières sont le plus ordinairement sporadiques, tandis que les hémorragies passives se rencontrent principalement d'une manière épizootique. Nous en avons un exemple remarquable dans la maladie des moutons de la Sologne, qui est entièrement comparable à l'affection que quelques médecins ont nommée scorbut aigu chez l'homme.

La *maladie du sang des moutons, la maladie rouge, la maladie de la Sologne,* ainsi nommée, parce que c'est principalement dans cette ancienne province qu'elle a été observée, et qu'elle y règne chaque année d'une manière enzootique, a été décrite par MM. Tessier et Flandrin. Nous emprunterons de leurs écrits tout ce qui concerne cette épizootie.

Symptômes de la maladie. Les signes précurseurs de cette maladie, sont les frissons, la perte d'appétit. L'animal rumine peu, sa laine se hérisse, ses extrémités sont, tantôt froides, tantôt brûlantes; cependant la chaleur du corps, au début de la maladie, est, en général, assez vive, surtout sous la poitrine, et principalement vers l'appendice sternal. L'air expiré est aussi beaucoup plus chaud que dans l'état naturel. On remarque un écoulement muqueux par les narines, qui est ordinairement abondant dans ceux dont la maladie est légère, mais qui est nul ou peu considérable, et épais dans ceux qui sont gravement affectés. Bientôt, au lieu de mucosité, il s'écoule une sérosité rougeâtre, et de petites gouttelettes de sang même paraissent à l'orifice des narines, dont la membrane interne est très-rouge; il sort une sérosité semblable des yeux; les urines, quoique assez abondantes, sont d'un rouge vif; les excrémens sont recouverts de grumeaux de sang. Si les moutons sont forts et gras, tous ces symptômes augmentent d'intensité; il survient des convulsions générales ou partielles, et l'animal meurt promptement, quelquefois en deux ou trois jours; mais, dans les moutons faibles, qui sont en plus grand nombre, les hémorragies par les narines et l'anus augmentent, ou il survient de la diarrhée, et l'animal languit cinq, six, huit ou quinze jours, et meurt dans un état de prostration ou de catalepsie.

Ouverture des cadavres. M. Flandrin a constamment remarqué, à l'ouverture des cadavres, des ecchymoses plus ou moins considérables sur les intestins, surtout vers le rectum; une écume rose ou du sang pur dans les bronches; des ecchymoses sur le poumon. Le ventricule droit du cœur était, sur quelques sujets, comme meurtri et ecchymosé. Les reins étaient toujours d'un tiers audessus de leur volume ordinaire; tous les organes étaient d'ailleurs parfaitement sains; mais chez ceux qui avaient langui pendant quelque temps, on observait assez souvent un épanchement plus ou moins considérable de sérosité dans les cavités thorachiques et abdominales, et on retrouvait dans le péricarde un liquide rougeâtre, semblable à celui qui était dans la vessie.

Causes de l'hémorragie des moutons en Sologne. Cette maladie reparaît toujours, chaque année, aux mêmes époques, du mois de mai au mois d'août, lorsque les chaleurs et la sécheresse sont assez considérables. Son développement paraît dépendre principalement de la mauvaise qualité des alimens qui sont alors trop peu substantiels. Depuis le commencement du printemps, jusqu'après la moisson, les moutons, dans les cantons les plus pauvres de la Sologne, vivent sur des bruyères très-arides, où ils trouvent à peine de quoi brouter. Aussi c'est principalement dans les pays arides que l'épizootie se manifeste, tandis qu'elle se déclare rarement dans les pays où il n'y a que très-peu de bruyères ; et , dans tous les cantons , la maladie cesse constamment , dès qu'on peut parquer les moutons dans les chaumes où ils trouvent une herbe plus tendre et plus succulente. On ne la rencontre pas non plus dans les pays où l'on donne du genièvre et du sel aux bestiaux. Quoique la maladie soit enzootique en Sologne , les cantons ravagés par la maladie ne sont pas toujours , chaque année , précisément les mêmes. M. Flandrin a remarqué aussi que plusieurs en sont constamment exempts ; il a vu à Autry , par exemple , une ferme située sur le bord d'un ruisseau , dont le troupeau n'est jamais infecté , quoique tous les ans la maladie règne dans les environs.

Traitement curatif. La maladie des moutons de la Sologne paraît appartenir à la division des hémorragies passives ; aussi les moyens toniques sont ceux qui réussissent le mieux. Ils consistent principalement dans de fortes décoctions de quinquina , ou des infusions très-chargées de mélisse , de sauge , de thym , animées avec l'alcool ou le vinaigre camphré. Lorsque l'animal commence à aller mieux , on lui donne un peu de paille et de sel , et on le mène aux champs le soir. Les soins de propreté et les fumigations aromatiques et acides contribuent beaucoup à seconder l'action des toniques.

Traitement préservatif. Le traitement prophylactique particulier que propose M. Flandrin au moment où la maladie commence à se manifester , ne diffère point du traitement curatif , si ce n'est qu'il en retranche le quinquina. Quant aux précautions à prendre dans le cours de l'année , pour empêcher la maladie de se développer , il insiste surtout sur la nécessité de rendre les bergeries plus salubres , de donner aux moutons des alimens , dans les temps où il n'est pas possible de les laisser aller aux champs , afin qu'ils ne souffrent pas de la faim , comme il arrive souvent dans le pays très-pauvre de la Sologne ; il recommande aussi , particulièrement dans les pays de bruyères , de donner à boire aux moutons dans les bergeries , et de leur faire prendre du sel plusieurs fois la semaine. Il propose enfin de faire saigner ces animaux , et de leur donner des boissons acidulées au printemps , lorsque l'hiver a été très-sec.

L'épizootie de maladies de sang , dont M. Tessier a rendu compte dans les Mémoires de la Société royale de médecine , année 1776 , et qui ravagea les troupeaux aux environs d'Angervilles en Beauce , pendant les chaleurs de l'été de 1775 , ne paraît pas très-différente de la maladie enzootique de la Sologne. L'hémorragie avait principalement lieu par l'anus et les voies urinaires. L'animal tombait presque tout-à-coup , et mourait promptement , en rendant du sang noir par le nez ;

son corps se putréfiait ensuite rapidement. M. Tessier proposa comme moyen prophylactique des boissons rafraîchissantes et du sel, et les fermiers qui suivirent ces préceptes en éprouvèrent bientôt les heureux effets.

Les bœufs ne sont pas exempts des hémorragies épizootiques. Le professeur Gleditsch, de Berlin, fut chargé de rechercher les causes d'une espèce d'hématurie, qui faisait périr, au printemps de 1741, un grand nombre de bestiaux dans un canton de la Marche de Brandebourg. Ce professeur crut reconnaître la cause de cette maladie, dans l'usage que les bestiaux avaient pu faire de quelques plantes âcres qu'on rencontrait en assez grande abondance dans les pâturages secs du pays. Ces plantes étaient principalement les anemone pulsatilla, nemorosa et ranunculoïdes. Les astringens et les eaux ferrugineuses ne servaient qu'à aggraver le mal; les remèdes mucilagineux et acides parurent préférables dans cette maladie. Quoi qu'il en soit, on ne peut pas affirmer que la cause de cette épizootie ait été véritablement due à l'usage des plantes âcres que nous venons de citer. Il aurait fallu, pour prouver cette assertion de Gleditsch, qu'il tentât plusieurs expériences qui n'ont point été faites.

TROISIÈME PARTIE. *Des épizooties des oiseaux.* Les oiseaux, qui vivent réunis dans une espèce d'état de domesticité, au milieu de nos basse-cours et dans les volières, sont assez souvent exposés à des maladies aiguës, épidémiques. Les oiseaux captifs ne sont pas, au reste, les seuls sujets aux épizooties. Les faisans du parc de Versailles, à la suite de grandes chaleurs, pendant lesquelles ils avaient manqué d'eau, furent affectés d'une espèce de phlegmasie très-meurtrière du gesier, pour laquelle Loûis xv consulta M. Chabert. Les oiseaux sont attaqués de certaines fièvres essentielles, comme les bestiaux. Nous avons vu déjà que les poules contractent quelquefois la fièvre charbonneuse; à la vérité c'est peut-être la seule maladie de ce genre qui se rencontre chez elles. Les véritables fièvres essentielles semblent appartenir aux animaux dont le système nerveux est plus développé, et particulièrement aux grands mammifères; les oiseaux sont plus exposés aux affections locales, et particulièrement aux phlegmasies accompagnées de fièvres symptomatiques. Peut-être même a-t-on pris quelquefois des espèces de phlegmasies phlegmoneuses ou érysipélateuses, pour des charbons symptomatiques; mais toutes les maladies épizootiques des oiseaux sont d'ailleurs encore plus mal connues que celles des mammifères, et nous nous contenterons ici de les indiquer plutôt que de les décrire.

PREMIER CHAPITRE. *De la fièvre ataxo-adynamique, ou du*

typhus charbonneux chez les oiseaux. Je réunis dans un même chapitre plusieurs épizooties qui peuvent être différentes, mais qui toutes ont quelques rapports avec le typhus charbonneux des bestiaux, quoiqu'on remarque rarement, chez les oiseaux, de véritables charbons analogues à ceux des mammifères.

L'épizootie qui s'est manifestée sur les oies à Marolles sur Seine, pendant l'été de 1780, et dont M. Chabert a donné un aperçu dans son Mémoire sur le charbon, appartenait évidemment au typhus charbonneux. Les chaleurs de l'été avaient été excessives; les oies avaient trouvé en abondance du grain dans les champs, parce qu'il avait été détaché des bâles par la sécheresse pendant la moisson; mais elles n'avaient, pour se désaltérer, que l'eau croupie des mares, et étaient renfermées sous des toits infects, trop bas et malpropres. Ces causes réunies donnèrent lieu à une fièvre très-meurtrière, qui était précédée de mouvemens désordonnés de la tête, d'une sensibilité très-vive des extrémités, avec claudication; la pression la plus légère sur les membres paraissait douloureuse pour l'animal; l'épine était courbée en dessus; la prostration portée à un très-haut degré; bientôt le bec devenait noir, de petites tumeurs se développaient dans les digitations palmées des doigts, et se gangrenaient promptement; quelques convulsions et une diarrhée colliquative précédaient ordinairement la mort de quelques heures seulement. On trouva, à l'ouverture des cadavres, les muscles elliptiques du ventricule noirs et comme charbonnés; la membrane interne du gésier était dans le même état; les intestins étaient également noirs dans une partie de leur étendue; le foie et les reins paraissaient putréfiés. Le traitement curatif, qui a paru couronné de succès, consistait, principalement, en décoctions de quinquina acidulées et camphrées, en dissolutions d'oxide de fer, en lavemens acidulés. Les tumeurs ayant été scarifiées étaient aussi lotionées avec des décoctions ou des infusions alcooliques, camphrées de quinquina. Quelques oies plus fortes que les autres, ont été saignées sous l'aile, suivant la pratique de M. Chabert; mais on a eu rarement recours à ce moyen débilitant, presque toujours nuisible dans les affections putrides, de la nature de celles dont il est question.

Les moyens prophylactiques, utiles dans l'épizootie de Marolles, étaient surtout les boissons acidulées, la propreté des toits, et la pâture au milieu des prairies vertes et humides sur le bord de la rivière.

L'épizootie charbonneuse qui a régné dans les basse-cours de l'hôpital des Enfans-Trouvés en 1780, et dont M. Chabert a rendu compte, était principalement compliquée d'une ophtalmie et d'une angine grangreneuse. Au début de cette ma-

ladie, les poules étaient tristes, perdaient l'appétit; les plumes
du dos tombaient. La crête, le bec et les pattes paraissaient
d'un rouge pâle. Le tissu cutané de la tête se développait,
d'une manière assez considérable, plus d'un côté que de l'autre.
L'œil du côté le plus gonflé était terne, saillant; la conjonctive épaissie d'un rouge tirant sur le noir. Vers la fin de la maladie, les paupières de l'œil malade se gangrenaient, ainsi
que l'intérieur du bec et de la gorge; toutes les plumes tombaient au plus léger attouchement : il survenait des mouvemens convulsifs dans les ailes et quelques autres parties du
corps, et l'oiseau expirait après un râlement de courte durée,
et qui ressemblait à un espèce de cri plaintif partant du fond
du gosier.

A l'ouverture des cadavres, on a trouvé le cerveau gorgé de
sang, les parties intérieures du bec et le pharynx grangrenés,
ainsi que les parties extérieures de l'œil, et des ecchymoses sur
différens viscères.

La cause de cette épizootie a été attribuée à l'insalubrité
des poulailliers, qui étaient très-sales, et à la chaleur humide
de l'atmosphère. On l'a combattue avec les décoctions de quinquina acidulées et nitrées, et en scarifiant les parties tuméfiées et les lotionant avec les décoctions de quinquina.

Les dindons dans la basse-cour où régnait cette maladie,
ont eu, dans ce même temps, une inflammation gangreneuse de la langue; elle était précédée de tristesse, de la
chute des plumes, et d'une grande faiblesse. Presque aussitôt
on remarquait que la langue était tuméfiée et noire. La mort
survenait promptement sans convulsions. Les escarres enle-
vées, il se manifestait un ulcère, dont le fond était couleur
de lie de vin. Les parties ayant été scarifiées, on les lavait
avec l'eau de rabel, dans laquelle on avait fait dissoudre du
camphre et de l'extrait de quinquina. On donnait aussi aux
dindons des décoctions de quinquina acidulées. Les plantes
amères et aromatiques, comme les labiées, qui étaient particulièrement employées par les anciens dans les affections charbonneuses des oiseaux, pourraient, sans doute, suppléer dans
ce cas, et dans beaucoup d'autres, à l'usage du quinquina;
mais néanmoins ce médicament est bien préférable, quand il
est possible de se le procurer.

Il faut placer, je pense, au rang des typhus épidémiques
des oiseaux, l'épizootie observée par le docteur Baronio, et
qui a régné sur les volailles dans la Lombardie pendant l'été
de 1789. Quoiqu'elle soit très-incomplétement décrite, il paraît qu'elle était compliquée d'une inflammation de la plèvre
et des poumons avec catarrhe intestinal et production de vers
intestinaux. Cette maladie se développa avec une rapidité

étonnante, et après avoir désolé le territoire de Pavie, elle étendit ses ravages sur la Lumaline, le bas Milanais, et même jusqu'à Milan. Elle attaqua les poules et les autres oiseaux des basse-cours, et, en peu de jours, il périt près de trois cents poules dans une ferme seulement.

La maladie s'annonçait par l'abattement et la tristesse. La crête était gonflée, pâle et flétrie, les parties intérieures du bec couvertes d'une humeur visqueuse, l'anus rouge. Les plumes, surtout celles du cou, étaient hérissées ; les ailes tombantes. L'animal, dans un grand état de prostration, refusait toute espèce de nourriture. La fièvre était forte, et la chaleur du corps très-élevée, sèche, et comme brûlante. Le docteur Baronio n'indique point les autres symptômes, qu'il aurait été important de connaître, et pour lesquels il renvoie à un chapitre fort insignifiant d'Aldrovande.

Trente poules qui avaient succombé à cette épizootie, ayant été ouvertes, toutes, à l'exception d'une seule, avaient les poumons plus ou moins engorgés et pesans. Les cavités pulmonaires étaient remplies de sérosités. Le jabot renfermait des grains, qui étaient noirs à leurs extrémités. Les intestins étaient remplis d'une humeur muqueuse de couleur verte, cendrée ou rougeâtre. La membrane muqueuse paraissait enflammée dans les endroits où régnait la couleur rouge. A l'exception de deux poules sur les trente, toutes avaient dans les intestins des vers de la famille des ascarides. On a aussi trouvé sur deux individus, de petits ténias, et dans les ventricules de plusieurs autres, des larves de mouches carnacières. Tous les cadavres morts de cette épizootie passaient rapidement à la putréfaction.

Le docteur Baronio a considéré cette maladie comme principalement vermineuse, et a surtout dirigé son traitement contre les vers. Il a employé avec beaucoup de succès, à ce qu'il assure, la racine de fougère mâle, réduite en poudre, et humectée avec de l'eau, sous forme de pâte. Lorsque les oiseaux ne la mangeaient pas d'eux-mêmes, on en formait de petits gobes, qu'on leur faisait avaler de force. Il donnait aussi par jour, à chaque oiseau malade, d'une à quatre onces d'eau de chaux seconde : cette solution alcaline procurait ordinairement des évacuations verdâtres qui étaient salutaires. Avant de combattre par ces moyens l'affection vermineuse et la phlegmasie adynamique du canal intestinal, le docteur Baronio pratiquait, suivant l'état des forces, de petites saignées, et tirait quelques gouttes seulement de sang dans certains cas, et dans d'autres, un gros et même deux gros. Il faisait ces saignées en incisant la crête ou les tégumens de la partie postérieure du cou. Mais la saignée sous l'aile, que le docteur

Baronio ne connaissait sans doute pas, aurait été certainement préférable, à cause de l'inflammation du poumon.

DEUXIÈME CHAPITRE. *Des phlegmasies épizootiques des oiseaux*. Les inflammations qui règnent épidémiquement chez les
oiseaux comme chez les mammifères sont rarement simples et
essentielles, mais presque toujours compliquées avec d'autres
maladies; cependant les poules sont quelquefois affectées de
catarrhes et de diarrhées simples : elles sont aussi exposées à
une inflammation épidémique de la crête, qui est seulement
locale. Cet organe se gonfle, devient plus pâle, et même
quelquefois se gangrène. On prévient ordinairement la terminaison fâcheuse de cette maladie par une petite saignée locale,
en donnant un coup de ciseau dans la crête. Les boissons acidulées avec vinaigre, et celles dans lesquelles on a fait dissoudre une certaine quantité d'oxide de fer pilé, sont celles
qui conviennent principalement dans cette inflammation qui
paraît ordinairement du genre des adynamiques. On en attribue la cause à l'usage des grains de mauvaise qualité.

Claveau des oiseaux. Les oiseaux, surtout les pigeons ra-
miers, sont exposés principalement dans les pays chauds à
une éruption de boutons à peu près semblables à ceux de la variole; mais cette maladie n'est pas encore bien décrite. Elle
est si commune en Italie, que dans une volière de mille pigeons on en trouve à peine un cent qui n'en soit pas affecté :
au reste, elle est rarement grave. Il meurt tout au plus un
vingtième de ceux qui sont malades.

Pustule maligne. Les pustules malignes ne sont pas étrangères aux oiseaux. La maladie qu'on appelle le chancre à la
langue, et qui exerce surtout sur les pigeons de si grands ravages, paraît très-analogue à la pustule maligne de la langue
chez les mammifères, et nous paraît devoir être traitée comme
le glossanthrax.

Il me semble qu'on doit aussi rapprocher de la pustule maligne le bouton quelquefois gangreneux, qu'on remarque au
croupion sur la plupart des oiseaux de volière, et, particulièrement chez les serins; il doit être ouvert, et même quelquefois extirpé et traité à la manière des pustules malignes des
animaux domestiques, lorsque l'application du sel et des
moyens excitans qu'on emploie ordinairement ne suffit pas
pour déterminer une suppuration louable.

Pépie. Il ne faut pas confondre avec le chancre à la langue,
cette maladie à laquelle sont sujets les poules, les dindons et
la plupart des oiseaux à langue pointue, non charnue, et par
conséquent peu mobile et non extensible. Elle affecte la membrane qui revêt cet organe, et qui paraît alors s'enflammer et
se recouvrir vers son extrémité d'une pellicule jaune ou blan-

châtre. On attribue principalement cette maladie épizootique à la sécheresse. Les moyens curatifs consistent surtout dans les boissons acidulées, et dans l'arrachement de la fausse membrane ou de la membrane malade qui enveloppe l'extrémité de la langue comme dans un fourreau.

QUATRIÈME PARTIE. *Des épizooties des poissons.* On ne retrouve presque plus d'analogie entre les maladies épizootiques des poissons et celles des animaux à sang chaud. Elles ressemblent à des espèces de gangrènes scorbutiques ou de cachexies. A la vérité la difficulté d'observer les maladies des poissons rend leur diagnostic presque impossible; on ne les reconnaît que lorsque les animaux sont morts ou mourans. C'est sans doute par cette raison, que les anciens et particulièrement Aristote, croyaient les poissons exempts de maladies épidémiques; mais quoique leurs caractères soient en effet presque inconnus, la mortalité étonnante de ces animaux dans certaines circonstances, ne permet pas de révoquer en doute une cause générale épizootique.

Ces maladies se manifestent principalement sur les poissons d'eau douce, et surtout chez ceux qui habitent les lacs et les eaux stagnantes. On sait depuis longtemps que les poissons finissent par périr, et ne se reproduisent plus dans les étangs, qui sont encombrés de vase et de plantes marécageuses en putréfaction. On sait aussi que les eaux dans lesquelles on a fait macérer du chanvre, sont aussi nuisibles aux poissons qu'à l'homme. M. Richard, dans son Histoire naturelle de l'Air et des Météores, t. III, dit que dans quelques lacs du royaume de Naples, à peu de distance de Pouzoles, l'altération des eaux stagnantes, par la macération du chanvre et du lin, fait mourir une grande quantité de poissons, dont la putréfaction contribue ensuite à infecter l'air des environs. Mais, indépendamment de ces causes évidentes, d'autres, qui sont cachées jusqu'à ce jour pour nous, agissent, soit par l'intermède de l'air ou de l'eau, dans beaucoup de circonstances, d'une manière épidémique, et ces causes sont d'autant plus importantes à connaître, que le traitement curatif est nul pour les poissons, et qu'on ne pourra établir un traitement prophylactique utile, que quand les causes des épizooties seront déterminées. Il faut, quant à présent, se contenter de rapprocher les principaux faits connus, quoiqu'ils soient très-imparfaitement présentés.

Stegman rapporte dans les *Eph. nat. cur.*, déc. III, an. 5 et 6, qu'il se manifesta, en 1680, dans les lacs d'eau douce de Mansfeld, en Allemagne, une maladie épidémique qui fit périr une très-grande quantité de poissons. Ils avaient surtout le corps des taches violettes, jaunes et vertes, et répandaient une odeur très-nauséabonde et putride. Les hommes de la classe indigente qui mangèrent de ces poissons, furent affectés de nausées, de vomissemens, d'anxiétés précordiales, d'une prostration subite des forces, et même par suite de fièvre putride et maligne. Les médecins attribuèrent cette épizootie à des brouillards qui avaient altéré les eaux.

Le docteur Schuzer, dans une lettre écrite à M. Didier, professeur de médecine à Montpellier, lui parle d'une épidémie qui ravagea le lac de Constance en 1722. On observa sur les poissons morts de cette maladie, la vésicule du fiel très-gonflée et des pustules rougeâtres dans tous les viscères. On crut trouver la cause de cette épizootie dans des chaleurs subites qui eurent lieu au mois de mars, et qui furent suivies d'un froid excessif au mois d'avril.

On lit, dans les Mémoires de la Société royale de médecine, une observation de M. Adam, médecin à Caen, sur une épidémie qui paraît encore distincte des deux précédentes. Depuis 1760, une mortalité considérable s'était manifestée plusieurs fois parmi les poissons de la rivière de Dives, pendant les chaleurs de l'été. Ceux qui ne succombaient pas à cette maladie étaient languissans, et se présentaient à la surface de l'eau, où on les prenait très-aisément à la main ; leurs ouies étaient très-pâles, ainsi que leur chair. On a attribué cette espèce d'épizootie à la grande quantité de pluies et au débordement de la rivière, dans des prairies et des marais, où les plantes avaient acquis tout leur développement, et pouvaient par conséquent se décomposer plus promptement que des plantes très-jeunes.

CINQUIÈME PARTIE. *Des épizooties des insectes.* Les seuls insectes dont la culture soit d'un produit considérable, sont les vers à soie et les abeilles. Ce sont aussi les seuls qui aient particulièrement fixé l'attention des agriculteurs, et qui, à cause de leur manière de vivre en société, soient exposés aux maladies épidémiques. Nous emprunterons de l'ouvrage de M. Nysten, sur les maladies des vers à soie, tout ce que nous dirons ici des épizooties de ces animaux.

PREMIER CHAPITRE. *Des épizooties des vers à soie.* Les maladies les plus fâcheuses parmi les vers à soie, sont celles qu'on a nommées la *muscardine* et la maladie des *morts blancs*, ou des *morts plats*. La première a été ainsi nommée, parce que les vers qui meurent de cette maladie, prennent la couleur et la forme de petites dragées, qu'on nomme dans quelques contrées du midi *des muscardins*. Les caractères de cette maladie sont très-obscurs ; elle n'offre véritablement pas de signes diagnostiques. M. Nysten a remarqué, dès le début, de l'inappétence, un état de langueur, un ralentissement très-marqué des battemens du vaisseau dorsal, et enfin une extinction totale des contractions de cet organe; mais ces symptômes ne s'observent que très-peu de temps avant la mort, et sont d'ailleurs communs à plusieurs maladies des vers à soie. L'état des organes intérieurs de ces animaux, au moment où commence la maladie, ne diffère pas de ceux des vers sains; on trouve seulement un peu moins d'alimens et de mucosité dans leur canal intestinal, que chez ceux qui sont bien portans. Au reste, si les caractères de la muscardine ne sont point connus pendant la durée de la maladie, ils ne sont point équivoques, lorsque ces animaux ont succombé. A l'instant de la mort, les muscardins sont d'abord mous, flasques; mais bientôt, au bout de quelques heures, ils acquièrent de la fermeté, prennent une teinte rougeâtre qui devient plus foncée que celle qu'on observe quelquefois avant la mort. Ils se durcissent ensuite par degrés, et conservent l'attitude qu'ils avaient au moment de la mort. Si on les laisse dans la litière ou exposés à l'humidité, ils se couvrent d'un duvet cotonneux d'un beau blanc, qui, vu au microscope de Dellebare, offre l'aspect d'un amas de flocons de neige, composé de filets transparens d'un blanc argentin, qui s'entrecroisent irrégulièrement sans se ramifier, et sont formés, comme certains mucors, de petits grains ronds articulés. Cette espèce de moisissure, qui ne se rencontre que sur des muscardins humides, se malaxe entre les doigts, lorsqu'elle n'est pas desséchée, et cette pâte fournit à l'analyse du phosphate de chaux, un muriate et deux substances animales, l'une soluble dans l'eau, et précipitable par la noix de galle; l'autre insoluble. Si l'on dissèque les vers morts de la muscardine, on observe que tous les organes solides sont dépourvus d'extensibilité; les vaisseaux soyeux et la matière soyeuse sont cassans. On trouve, si les muscardins sont morts depuis peu, que le liquide nutritif contenu dans les organes est d'un beau jaune transparent, comme dans l'état naturel; mais au bout de quelques jours ce liquide disparaît, et la surface du corps, d'après les expériences de M. Nysten, se couvre d'acide phosphorique libre. Cet effet a lieu de même sur des vers sains qu'on fait dessécher par degrés; mais, dans ce dernier cas, l'acide phosphorique est moins abondant que sur les muscardins. M. Nysten pense que le siége de la muscardine réside dans le liquide muqueux qui sert à la digestion des vers à soie, et dans le liquide jaune qui environne tous les organes intérieurs; mais il est probable que les solides sont également affectés comme les liquides.

La muscardine se rencontre à tous les âges. M. Nysten l'a observée dès la première mue; mais, cependant, elle se ma nifeste plus ordinairement après la troisième ou la quatrième. Lorsque les cocons sont formés, les chrysalides se changent aussi quelquefois en muscardins; mais alors elles restent rougeâtres au dehors. Leur cassure est d'un jaune blanchâtre, et on trouve dans l'intérieur la moisissure qui n'a pu se développer au dehors, à cause de la structure écailleuse des chrysalides.

La maladie des morts blancs ou des morts flats se présente d'abord sous l'aspect commun à la muscardine, et à la plupart des maladies des vers à soie; à l'instant de la mort, les morts blancs sont extrêmement mous et flasques, comme les muscardins; mais bientôt le ramollissement s'accroit prodigieusement, ils ne tardent pas à noircir, à entrer en putréfaction; et lorsqu'on les touche au bout de vingt-quatre heures, les tégumens se déchirent, et on ne trouve plus dans leur intérieur, qu'un liquide brunâtre d'une odeur infecte : la dissection et l'analyse ne peuvent plus fournir alors de renseignemens utiles.

La muscardine et la maladie des morts flats se rencontrent tantôt d'une manière isolée et sporadique, tantôt aussi le plus souvent d'une manière épidémique, et déterminent alors une mortalité considérable parmi les vers à soie. Il était donc très-important de pouvoir reconnaître les causes qui produisent ces maladies. M. Nysten a fait beaucoup de recherches pour y parvenir. Il s'est assuré, par l'observation, que ces maladies épidémiques peuvent se développer dans les magnauderies (établissemens destinés à l'éducation des vers à soie), qui sont exposées à tous les vents, mais qu'elles semblent plus fréquentes dans les magnauderies qui sont au sud-est ou à l'ouest. M. Nysten a reconnu que ces maladies se rencontraient aussi ordinairement dans les grands établissemens plutôt que dans les petits, surtout lorsqu'il y a encombrement et qu'on n'a pas soin d'y renouveler l'air. Il a bien démontré d'ailleurs, par plusieurs expériences, que le gaz acide carbonique et les autres gaz non respirables ou délétères n'ont aucune influence sur le développement de la muscardine et de la maladie des morts blancs; mais il a prouvé, par des observations et des expériences répétées, que la chaleur excessive, réunie à un calme parfait, et qu'on désigne sous le nom de *touffe* dans certains pays, sont une des causes principales de la muscardine et des morts blancs; la chaleur sèche est plus favorable à la production de la première épidémie, et la chaleur humide à celle de la seconde; il parait aussi que la mauvaise méthode de faire éclore les œufs en les plaçant dans des nouets sous les jupons des femmes, et que le défaut de soin et de régularité dans le régime et l'éducation des vers à soie, les rendent plus propres à contracter la muscardine et la maladie des morts blancs, en affaiblissant sans doute leur constitution. Quelle que soit au reste la raison de ces effets, des observations nombreuses ne permettent pas de les révoquer en doute.

La muscardine, d'après quelques expériences de M. Nysten, paraît être, jusqu'à un certain point, contagieuse; mais les vers morts et les différens corps avec lesquels les malades ou leurs cadavres ont été en contact, n'ont point, quoi qu'on en ait dit, la propriété de communiquer la maladie; il faut, pour qu'elle devienne contagieuse, le rapprochement d'un certain nombre de vers malades avec ceux qui sont sains. L'influence de la contagion ne se manifeste qu'après plusieurs jours de communication.

On a proposé différens remèdes pour combattre la muscardine; mais cette maladie est si promptement mortelle, que les moyens qu'on emploie ne peuvent agir que comme prophylactiques sur les vers qui ne sont pas encore malades. Parmi ces moyens on a surtout vanté, depuis longtemps, le vin avec lequel on arrose les feuilles; mais il est nuisible en général de donner des feuilles humides aux vers à soie, et si le vin a paru agir quelquefois utilement, c'était sans doute en rafraîchissant l'atmosphère à la manière des linges mouillés et de l'eau en vapeur, qui paraissent réellement très-avantageux avant le moment de la touffe pour prévenir la trop grande chaleur et le développement de la muscardine. Les bains froids ont produit aussi quelques bons effets, sans doute par la même cause. Quant aux vapeurs ammoniacales ou acides, et particulièrement quant aux vapeurs du gaz acide muriatique osigéné, elles n'ont été, ainsi que la chaux en poudre, suivies d'aucun succès d'après les expériences de M. Nysten. Tous ces moyens n'ont pas été plus utiles dans la maladie des morts blancs; et dans cette maladie, comme dans la muscardine, le traitement prophylactique est le seul auquel il faille s'attacher. Il consiste principalement, 1°. dans la manière de faire éclore les œufs à l'aide d'une couveuse en temps convenable, par rapport au développement plus ou moins précoce des feuilles; 2°. dans les soins bien dirigés pour la propreté, le régime et l'éducation des vers; 3°. dans la nécessité de rafraîchir l'air, s'il est trop chaud et trop sec, afin de prévenir la muscardine, et d'éviter, d'une autre part, l'humidité trop grande et l'encombrement pour empêcher le développement de la maladie des morts blancs. Il est extrêmement important, pour remplir ce but, d'établir des courans d'air dans les magnauderies, et surtout à l'aide d'ouvertures pratiquées au comble des bâtimens. Ce moyen est tellement efficace, que M. Rigaud de Lille, près d'Alais, dont toutes les magnauderies étaient autre-

fois ravagées par la muscardine, n'a plus remarqué de semblables épidémies parmi ses vers à soie depuis plusieurs années
qu'il a fait pratiquer des ouvertures dans les combles de ses magnauderies.

De la jaunisse et de la grasserie. Dans ces deux maladies,
que M. Nysten considère comme deux simples variétés l'une
de l'autre, on observe une teinte plus ou moins jaune, avec
une bouffissure du corps. C'est une espèce d'anasarque ou d'infiltration des liquides nutritifs dans toutes les parties de l'animal. La grasserie ne diffère de la jaunisse proprement dite,
que parce que le corps des vers seulement se gonfle, tandis
que le chaperon et la tête ne changent pas de dimension, ce
qui donne une singulière difformité à l'animal, qui ne dépend
peut-être que de la résistance que présente la peau de la tête et
du thorax à l'afflux des liquides : du reste on observe la grasserie en même temps que la jaunisse, principalement à la seconde et à la troisième mue. Il arrive ordinairement, dans ces
maladies, que la peau se rompt, et qu'il s'échappe un liquide
jaune par les déchirures. Les animaux succombent presque
toujours à cette maladie, et leur corps se putréfie alors très-
promptement. Il paraît, d'après les observations de M. Sau-
vage, confirmées de nouveau par celles de M. Nysten, qu'une
nourriture trop consistante avec des feuilles trop développées
ou trop dures, par rapport à l'âge des vers, est une des
causes de cette maladie.

On a conseillé, au commencement de la jaunisse, l'usage
des bains froids, comme un remède très-efficace ; mais ce
moyen ne paraît pas plus utile dans cette maladie que dans la
muscardine. Le traitement prophylactique est encore ici beaucoup plus essentiel que tous les moyens prétendus curatifs. On
évitera la jaunisse, en ayant d'abord égard à tous les moyens
prophylactiques proposés pour la muscardine et les morts
blancs ; et, en outre, en ayant l'attention de proportionner la
consistance et le développement des feuilles à l'âge et à la force
des vers à soie, et en prenant la précaution de ne leur jamais
donner des feuilles humides.

DEUXIÈME CHAPITRE. *Des épizooties des abeilles.* Ces intéres-
sans insectes, dont les mœurs offrent, à l'observation du na-
turaliste, tant de choses curieuses, et qui méritent également
de fixer l'attention de l'agriculteur, sous le rapport des produits de leur industrie, sont exposés, comme tous les animaux
en société, à plusieurs causes de destruction, qui, par la mortalité qu'elles entraînent, peuvent être confondues avec les épizooties. Les abeilles sont en outre affectées de véritables maladies épidémiques.

Des causes de destruction des abeilles qu'on peut con-

fondre avec leurs maladies épidémiques. L'intempérie de l'air, et particulièrement les pluies abondantes pendant la floraison des végétaux, empêchent souvent la récolte des abeilles. Les provisions venant à manquer dans ces années stériles, ces insectes commencent quelquefois à souffrir de la disette dès le mois d'août : on voit alors des populations entières mourir de faim et tomber sous les ruches, ou d'autres qui désertent après avoir dévoré leur couvain. Mon ami, M. le docteur Bretonneau, médecin de l'hôpital de Tours, qui, pendant plusieurs années, s'est livré à l'éducation des abeilles avec un soin tout particulier, et auquel je dois presque toutes les observations contenues dans cet article, perdit ainsi, pour sa part, pendant l'année de disette de 1812, cent trente-deux ruches, et il me marque, que la même année, les deux tiers des essaims succombèrent à la famine dans le pays qu'il habite. La proportion de la mortalité fut à peu près la même dans la plus grande partie du nord de la France pendant cette année malheureuse. La famine est donc, pour les abeilles, une cause de dépopulation très-considérable, qu'il faut bien se garder de confondre avec une maladie épizootique ; il sera toujours facile de reconnaitre cette cause de mortalité en examinant la région du miel, et de la prévenir, en fournissant aux abeilles une quantité suffisante de nourriture ou de rayons remplis de miel.

Une autre cause de destruction des ruches, qui, comme la précédente, est étrangère aux maladies épizootiques, a été bien appréciée par les belles observations d'Hubert de Genève. Lorsque l'accouplement de la reine, qui ne peut s'opérer que dans l'air, est retardé, soit parce que le froid ou les pluies l'empêchent de sortir, soit par une circonstance accidentelle particulière, comme lorsqu'elle a perdu une aile par exemple, et ce cas a été observé deux fois par M. Bretonneau ; lorsqu'enfin, par une cause quelconque, la fécondation de la reine n'a lieu qu'après le vingt-unième jour de son développement parfait, elle ne pond plus constamment que des mâles. Les influences atmosphériques sont ordinairement les véritables causes du retard de la fécondation, et agissent par conséquent à la fois sur un plus ou moins grand nombre de ruches. En 1802, me marque M. Bretonneau, le temps fut détestable depuis les premiers jours de juin, jusqu'au 8 juillet. Beaucoup de jeunes reines s'étaient trouvées nubiles au moment où le mauvais temps commença, et n'avaient point été fécondées avant le vingt-unième jour de leur développement parfait. En effet je ne trouvai point d'œufs dans une quinzaine de mes ruches, quoique les femelles qui les gouvernaient fussent âgées de plus d'un mois ; et par la suite les reines de ces ruches ne pondirent que des mâles. Le seul moyen de remé-

dier à cet inconvénient grave, qui entraine assurément la perte
de la ruche, est de sacrifier la reine dont la ponte est essentiellement viciée, et d'y substituer une jeune reine. Pour opérer
ce changement, on fait passer toute la population dans une
ruche vide, et à une heure où les abeilles, naturellement très-
frileuses, sont peu disposées à voler, on fait tomber toute la
population à terre ; on éloigne un peu la ruche vers laquelle
les abeilles s'acheminent en marchant ; et alors, lorsqu'on est
attentif à observer leur file, on a bientôt reconnu et saisi la
reine inutile, qu'on enlève. Si on ne peut lui en substituer une
autre, on procure, à cette population rétablie dans sa ruche,
les moyens d'élever un bon essaim, en lui donnant des rayons
qui contiennent de très-jeune couvain d'ouvrières.

C'est surtout à la dépopulation, causée soit par la famine,
soit par le retard dans la fécondation, qu'il faut attribuer la
perte d'un grand nombre de ruches. C'est à tort qu'on accuse,
dans ce cas, les teignes de la cire. Les chenilles de ces lépidop-
tères ne gagnent les rayons qu'autant qu'ils sont abandonnés
par les abeilles, et sur quatorze ou quinze cents ruches que
M. Bretonneau a eu occasion d'observer, il n'en a jamais vu
une seule dont la perte ait été véritablement occasionnée par
l'invasion de ces larves. Les ruches les plus médiocres peuvent
toujours les tenir dans un respectueux éloignement, si la présence d'une bonne reine entretient, au milieu de la peuplade,
l'obligation du travail.

*Des causes de mortalité dépendantes des maladies épizoo-
tiques parmi les abeilles.* Les maladies épizootiques les plus
remarquables sont la diarrhée, le vertige et le faux couvain ou
couvain pourri.

La diarrhée se manifeste plus particulièrement au commencement du printemps. Les abeilles ont alors le ventre gonflé,
et rendent fréquemment une matière liquide d'un rouge jaunâtre qui tache tous les rayons, d'ailleurs ordinairement très-
propres. Quand la maladie se prolonge, la matière excrémen-
titielle très-visqueuse, en tombant quelquefois sur les abeilles,
bouche leurs stigmates, colle leurs ailes, et gêne, par cette
raison, les mouvemens de quelques individus ; tandis que,
d'une autre part, elle devient nuisible à la population entière
par l'odeur qu'elle répand dans la ruche.

Pline croyait que les fleurs de cornouiller donnaient le dévoiement aux abeilles ; mais en supposant que ce fait eût été
vérifié, ce qui n'est pas, cette cause ne pourrait agir que sur
un petit nombre d'individus à la fois. Réaumur attribuait au
contraire cette maladie au défaut de pollen, et cette cause,
quoique n'étant cependant pas généralement admise, pourrait
bien n'être pas sans influence : il est constant toutefois que les

froids humides, et plus encore la chaleur, réunie à une très-grande humidité, en prolongeant la réclusion des abeilles, sont les véritables causes de cette maladie épizootique. Elle n'est ordinairement point fâcheuse, même lorsqu'on ne met en usage aucun moyen curatif. On conçoit, par conséquent, que les remèdes qui ont été conseillés, en pareil cas, tels qu'un sirop fait avec le sucre et le miel bouillis dans le vin ou avec le fruit du sorbier, etc., doivent avoir un succès merveilleux, comme tel de nos médicamens qui combat si victorieusement la maladie qui tend naturellement vers une guérison spontanée.

Le vertige auquel sont exposées les abeilles, et qu'on a jusqu'à ce jour regardé comme une maladie distincte, est probablement un symptôme commun à plusieurs épizooties différentes. M. Ducarne de Blangy, qui en a parlé le premier, dans son Traité de l'éducation des abeilles, a donné ce nom à une maladie épidémique qu'on observe principalement du 25 mai jusqu'au 20 juin, et qui fait périr, dit-il, les abeilles par milliers. Lorsqu'elles en sont atteintes, elles volent çà et là comme égarées autour de la ruche, vont et reviennent sans cesse, se traînant ensuite dans quelque coin en marchant avec peine, à cause de la faiblesse de leur train de derrière ; elles font alors des efforts continuels pour s'envoler, mais elles n'en ont plus la force, et elles périssent en se rassemblant par tas. M. Ducarne de Blangy pense que cette maladie meurtrière est due à l'influence de quelques plantes vénéneuses sur lesquelles les abeilles s'empoisonnent en faisant leur récolte : mais aucun fait ne vient à l'appui de cette opinion ; on ne voit jamais les abeilles ramasser leurs provisions sur des végétaux vénéneux, et il est très-difficile de croire qu'elles soient à cet égard dépourvues d'un instinct que la nature a accordé à tous les autres insectes. D'ailleurs, quelques plantes vénéneuses, comme la belladone, la jusquiame, etc., qui sont toujours isolées, ne peuvent jamais faire périr en même temps un si grand nombre d'abeilles. La cause de cette maladie paraît donc jusqu'à ce jour aussi obscure que les moyens de la guérir.

M. le docteur Bretonneau, que j'ai déjà eu occasion de citer plusieurs fois, a observé aussi une autre espèce de vertige. J'ai vu, me dit-il, dans une de mes ruches, pendant la sécheresse, un assez grand nombre d'ouvrières s'égarer, tournoyer en battant des ailes sans pouvoir s'élever, sillonner la poussière et périr ensuite dans le voisinage des ruches. Toutes ces abeilles avaient l'abdomen fort dilaté, et l'estomac et les intestins remplis d'eau trouble et fade. J'ai été porté à croire que des eaux fangeuses et fétides, dont les abeilles sont alors fort avides, étaient la source d'un mal qui, d'ailleurs, n'a point sensiblement influé sur la prospérité des ruches.

Le faux couvain ou couvain pourri est peut-être la maladie épizootique la plus fâcheuse pour les abeilles : elle n'attaque que les larves ; on ne l'a jamais trouvée, au moins que je sache, parmi les nymphes. Il est facile de la reconnaître au premier abord à l'odeur fétide qui est répandue dans la ruche. En feuilletant ensuite les rayons, on aperçoit bientôt que les couvercles des cellules, au lieu d'être bombés et transparens, sont au contraire concaves, et d'une couleur fauve, foncée et luisante. Si l'on soulève les couvercles, on trouve les vers qui ne sont point métamorphosés, et dans un état de décomposition plus ou moins avancée. Presque toujours leur peau est flétrie et remplie d'une eau fétide et noirâtre à peu près comme dans la maladie des vers à soie connue sous le nom de morts flats : les vers d'un couvain sain, enlevés d'une ruche, et abandonnés à une décomposition spontanée, ne deviennent ni aussi noirs, ni aussi fétides, et présentent un tout autre aspect.

L'abbé della Rocca considère cette maladie comme contagieuse, et l'appelle par cette raison la peste des abeilles. Il assure qu'elle a dévasté pendant trois ans les ruches de l'Archipel. M. Bretonneau est également convaincu de la contagion du couvain pourri. Voici comme il s'exprime à cet égard dans une de ses lettres. « J'avais une très-belle ruche attaquée de couvain pourri ; j'enlevai exactement tout le couvain et je portai même le couteau assez haut dans la région du miel. Malgré cette précaution, la population qui avait sa reine s'épuisa rapidement, en laissant une ample provision de miel ; je résolus alors de partager les rayons qui étaient remplis de très-beau miel entre six ou sept ruches encore bien peuplées, mais pour lesquelles je redoutais la disette. Le couvain de toutes ces ruches s'est trouvé pourri à la fin de l'hiver : deux d'entre elles ont pu subsister, et c'étaient deux ruches en livres. J'ai pu voir quelques nymphes, en petit nombre, échapper à l'infection, cependant la population de ces ruches diminuant, tandis que celle des ruches de même force augmentait, j'enlevai à plusieurs reprises une très-grande partie, ou même la totalité du couvain ; mais la génération nouvelle était toujours mêlée d'un peu de couvain pourri, et la quantité en augmentait successivement. Il est probable que ce n'est pas sans inconvénient qu'on avait laissé à la proximité de quelques ruches un baquet où des rayons infectés avaient été déposés. » On voit d'après ces observations de M. Bretonneau, que le couvain pourri est une maladie qui se communique d'abord directement, mais qui peut même se transmettre médiatement par l'intermède du miel tiré d'une ruche infectée. Une observation très-intéressante semblerait indiquer que le couvain des mâles est moins susceptible de contracter cette maladie. M. Bretonneau avait placé à dessein un faible essaim dans une ruche en livre qui avait été habitée peu de temps auparavant par une population détruite en entier par le couvain pourri ; la reine, privée d'une aile, ne parvint à s'accoupler qu'au second mois de son état parfait ; elle ne pondit, comme cela arrive constamment, que des mâles ; mais ce couvain ne fut point frappé de l'infection qui avait régné dans la ruche.

On ignore absolument la cause de la pourriture du couvain, et les moyens de combattre cette maladie contagieuse, car elle est, comme la maladie des morts flats chez les vers à soie, arrivée à son dernier degré lorsqu'on s'aperçoit qu'elle existe ; il faut donc diriger ses soins vers les moyens d'en borner les progrès. Le plus efficace et le seul même qu'on puisse mettre en usage, est de sacrifier les ruches infectées ; peut-être même serait-il convenable, pour arrêter plus sûrement les progrès de la contagion, de détruire aussi la population des ruches malades ; mais si on désire la conserver, il faut au moins la placer dans une ruche isolée, très-éloignée de celles qui sont saines, et la disposer de manière à pouvoir y observer facilement ce qui s'y passe.

RAMAZZINI (Bernard), *De contagiosâ epidemiâ quæ in Patavino agro et totâ ferè Venetâ ditione in boves irripuit, Dissertatio habita in Patavino lyceo*, etc. *die nov.* 1711 ; *Patavii,* 1712. Cette dissertation importante, qui se trouve dans toutes les éditions des ouvrages de Ramazzini, contient une des plus anciennes et des plus exactes descriptions de la peste des bœufs. Cette thèse a été traduite en italien par Bartholomée Badiali, prêtre de Modène, et imprimée à Bologne en 1748.

LANCISI (JO. MA.) *Dissertatio historica de bovillâ peste Campaniæ finibus anno* 1713, *latio importatâ,* etc. ; *cui accedit consilium de equorum epidemiâ quæ Romæ grassata est anno* 1712 ; in-4°. *Romæ,* 1718. Cette dissertation est la même que celle qui est insérée dans toutes les éditions des ouvrages de l'auteur.

GOELICKE (Andr. ottomar.) et BRUCKNER (Joh. otton.), *De lue contagiosâ bovillum genus nunc depopulante* ; in-4°. *Francof. ad Viadrum.* 10 *feb.* 1730. Cette thèse se trouve dans la Collection de celles de Haller, *Disputationes medico-pract.*, tom. V, pag. 715.

CHARLES (René), médecin de Besançon, etc., Observations sur la maladie contagieuse qui règne en Franche-Comté, parmi les bœufs et les vaches, in-8°. Besançon, 1744.

CHOMEL (J. B. L.), Lettre d'un médecin de Paris à un médecin de province sur la maladie des bestiaux ; in-8°. Paris, 1745. L'auteur insiste surtout sur l'inefficacité des sétons dans la fièvre pestilentielle des bêtes à cornes.

MAUCHART (Burcard Dav.), *Disputatio prior de lue vaccarum Tubingensi,* die 11 *sept.* 1745 ; in-4°. *Tubing.* ; consignée dans les *Disputation. med. pract.*, tom. VII, pag. 837.

— *Ejusdem Disputatio posterior de lue vaccarum Tubingensi octob.* 1745 ; in-4°. *Tubing.* ; et Collection de Haller ci-dessus indiquée, tom. 5, p. 747. La première dissertation traite des symptômes de la maladie, et la seconde du traitement, dans lequel l'auteur propose d'employer jusqu'aux annulettes.

RAUDOT, docteur en médecine aggrégé au collège de médecine de Dijon, etc., Dissertation sur la maladie épidémique des bestiaux. Dijon, 1745. Elle a été traduite en italien par J. Fr. Seguier, de Nîmes, et a été imprimée à Vérone en 1748.

SAUVAGES, professeur de médecine à Montpellier, Mémoire sur la maladie des bœufs du Vivarais; in-4°. Montpellier, 1746. Linneus a traduit cette dissertation en suédois.

ENS (Abraham), *Disquisitio anatomico-pathologica de morbo boum ostervicensium pro peste non habendo*; in-4°. *Halberstadii*, 1746. *Editio auctior*; in-4°. *Regiomonti*, 1764. Cette dissertation se trouve dans la Collection des thèses de Haller, *Disputationes med. pract.*, tom. v, p. 773.

LAYARD (Pierre Daniel), médecin anglais, Essai sur la nature, les causes et la guérison d'une maladie contagieuse, régnant en Angleterre parmi les bêtes à cornes. Londres, 1757.

CHAIGNEBRUN (H. Audouin), ancien chirurgien des hôpitaux, etc., Relation d'une maladie épidémique et contagieuse qui a régné l'été et l'automne de 1757, sur des animaux de différentes espèces, etc.; in-12. Paris, 1762.

PLENCIZ, *Tractatus de contagio seu de lue bovinâ*, in-8°. *Vindobonæ*, 1762.

REYNIER (J. Fr.), docteur en médecine de Montpellier, Le *louvet*, maladie du bétail, ses causes, ses remèdes et les moyens de la prévenir. Lausanne, 1762. Cette petite dissertation, de cent trente pages environ, est relative au traitement d'une fièvre charbonneuse enzootique, qui a reçu le nom de *louvet* en Suisse.

SAGAR (Michel), *De aphtis pecorinis anni 1764, cum appendice de morbis pecorum in hâc provinciâ tunc frequentibus eorumdemque causis et medelis præservativis*; in-8°. *Viennæ*, 1765. — *Ibid.* 1769.

BARBERET, médecin pensionnaire de la ville de Bourg, etc., Mémoire sur les maladies épidémiques des bestiaux, qui a remporté le prix proposé par la Société royale d'agriculture de la généralité de Paris; in-8°. Paris, 1766. Ce mémoire est accompagné de notes très-intéressantes de Bourgelat. Le docteur Ludwig a donné un extrait de cet ouvrage dans les Commentaires de Leipsick.

CLERC, ancien médecin des armées du roi en Allemagne, Essai sur les maladies contagieuses du bétail, avec les moyens de les prévenir et d'y remédier efficacement; in-12. Paris, 1766. Quoique le titre de cette brochure semble indiquer que M. Clerc a eu pour but de traiter des maladies contagieuses en général, cependant il ne parle réellement que de la fièvre contagieuse des bêtes à cornes, d'après les symptômes qu'elle a présentés en Hollande, en Prusse et en Russie.

BRUAND, médecin, Mémoire sur les maladies contagieuses et épidémiques des bêtes à cornes; in-12. Besançon, 1766.

PAULET, docteur en médecine des Facultés de Paris et de Montpellier, Recherches historiques et physiques sur les maladies épizootiques; 2 vol. in-8°. Paris, 1775. Ce traité très-étendu et très-savant, et qui a exigé un grand nombre de recherches, comprend l'histoire abrégée de presque toutes les épizooties connues jusqu'en 1774. Mais l'auteur ayant suivi une méthode simplement chronologique pour l'exposition de son sujet, il en résulte qu'il est assez difficile de comparer entre elles les épizooties qui ont quelques rapports, et d'en tirer ensuite des conséquences pour la connaissance des maladies épizootiques.

BOURGELAT, Consultation sur le procédé à suivre pour combattre l'épizootie; in-8°. Bordeaux, 1775. Il s'agit de la fièvre contagieuse des bêtes à cornes qui régnait alors dans le midi de la France.

FOURNIER, docteur en médecine de la Faculté de Montpellier, Observations sur la nature, les causes et le traitement de la maladie des chiens; Dijon, 1775. Une première édition de ce Mémoire avait été donnée en 1764.

DE BAER, aumônier du roi de Suède, etc., Recherches sur les maladies épizootiques, sur la manière de les traiter et d'en préserver les bestiaux, tirées des Mémoires de l'académie royale des sciences de Stockholm; in-8°. Paris, 1776. Cet ouvrage, malgré son titre, est entièrement relatif à une seule maladie épizootique, la fièvre contagieuse des bêtes à cornes.

VICQ-D'AZYR, doct.-régent de la Faculté de médecine, etc., Exposé des moyens curatifs et préservatifs qui peuvent être employés contre les maladies pestilentielles des bêtes à cornes; in-8°. Paris, 1776. Cet ouvrage est divisé en trois parties. La première contient la description de la fièvre varioleuse et de la fièvre charbonneuse, avec l'indication des moyens curatifs qui ont été employés jusqu'à ce jour pour le traitement de ces maladies; la seconde partie renferme les moyens préservatifs; et la troisième les différens ordres émanés du gouvernement français, ainsi que les édits des Pays-Bas. Cet ouvrage de Vicq-d'Azyr est le plus important et le plus complet qui ait paru sur cette matière. Il est le résultat d'un grand nombre d'observations faites par l'auteur lui-même.

D'OERTZEN (claus. netlof), Avis au public concernant l'inoculation de la maladie épidémique des bêtes à cornes, comme l'unique remède découvert jusqu'ici pour arrêter les progrès sinistres de ce fléau, etc. Hambourg, 1779. Cet ouvrage est remarquable par le grand nombre d'expériences dont il contient les résultats; mais les conséquences que l'auteur en a tirées ne sont pas exactes.

TESSIER, doct.-régent de la Faculté de médecine de Paris, etc., Observations sur plusieurs maladies des bestiaux, telles que la maladie rouge et la maladie de sang qui attaquent les bêtes à laine, et celles que cause aux bêtes à cornes et aux chevaux la construction vicieuse des étables et des écuries, etc., in-8°. Paris, 1782.

BAUVAIS, Mémoire sur les maladies épizootiques des îles de France et de Bourbon; in-4°. Isle de France, 1783. L'auteur traite, dans ce Mémoire, de l'éruption causée par la tique, de la péripneumonie, et de plusieurs autres maladies chroniques ou aiguës, qui, pour la plupart, ne sont réellement pas plus épizootiques à l'île de France et à l'île Bourbon qu'ailleurs.

BONGIOVANI (zenon), *Trattato storico critico intorno al male epidemico contagioso de buoi*, etc. Traité historique et critique concernant la maladie contagieuse épidémique des bœufs, de l'année 1784, in-4°. Venise, 1785.

MARAILLON, docteur en médecine de Montpellier, etc., Instruction sur les maladies épizootiques les plus familières à la généralité de Moulins, sur les préservatifs et sur le traitement le plus convenable à chacune d'elles, etc.; in-8°. Moulins, 1787.

BRUGNONE (gioann.), *reg. professor. di chirurgia*, etc., *Descrizione e cura preservativa dell' epizoozia delle galline serpeggiante in questa città*, etc. 1790.

VON BENCKENDORSF, *Erfahrungsmœssige Abhandlung von den verschiedenen Seuchen und Krankheiten der Rindviehs*, etc. Traité, fondé en expérience, sur les différentes épizooties et maladies des bêtes à cornes, leurs causes, leurs signes, etc. Berlin, 1791. Il y a eu une première édition de cet ouvrage en 1779.

BEAUMONT aîné, vétérinaire en chef de l'armée, Avis sur la maladie épizootique qui se manifeste dans les chevaux de l'armée du Rhin, et sur les moyens à employer pour la prévenir. Augsbourg, 1800. Il est difficile, d'après la description très-incomplette de l'auteur, de pouvoir classer cette épizootie, qui était cependant, à ce qu'il paraît, une fièvre inflammatoire accompagnée de différentes phlegmasies locales.

NYSTEN, docteur en médecine, etc., Recherches sur les maladies des vers à soie et les moyens de les prévenir, suivies d'une instruction sur l'éducation de ces insectes, ouvrage publié par ordre du ministre de l'intérieur; in-8°. Paris, 1808.

POZZI (G.), *Dottore in medicina*, etc. *Delle epizoozie dei bovi, delle pecore,*

æ dei porci, etc. Des épizooties des bœufs, des troupeaux, des cochons, et
de plusieurs autres maladies, telles que la rage des chiens, etc. Milan, 1812.
Cet ouvrage contient beaucoup plus d'opinions systématiques sur la contagion
que de faits et de préceptes vraiment utiles.

LE ROY (alphonse), professeur de la Faculté de médecine de Paris, etc., De la
contagion régnant sur les vaches, sur les bœufs et sur l'homme, en quelques contrées de la France, etc.; in-8°. Paris, 1814.

GOHIER (J. B.), professeur d'opérations et de maladies à l'école royale vétérinaire de Lyon, etc., Mémoire sur la maladie épizootique qui règne en ce
moment sur les bêtes à cornes, dans le département du Rhône et ailleurs.

HUZARD, membre de l'Institut, etc., Extrait d'un rapport fait à la société de la
Faculté de médecine de Paris, le 28 avril 1814, sur une épizootie meurtrière
et contagieuse, qui s'est développée parmi les bœufs et les vaches, dans plusieurs départemens de la France, rédigé par F. V. Mérat, docteur en médecine; in-8°. Paris, 1814.

Indépendamment des traités généraux et des monographies ou dissertations
particulières dont nous venons de donner la liste, et de plusieurs autres qu'il
serait trop long d'indiquer ici, on pourra consulter plusieurs ouvrages, dans
lesquels sont insérés différens articles relatifs aux épizooties, et qui n'ont pas été
imprimés séparément, particulièrement les Mémoires de la Société royale de
médecine; les Instructions et observations sur les maladies des animaux domestiques, par Chabert, Flandrin et Huzard; et les Commentaires de Leipsick.

On trouvera d'ailleurs des renseignemens utiles pour la bibliographie de l'ar-
icle *épizootie*, dans le 3e. volume de la Médecine vétérinaire, de M. Vitet; et
dans un ouvrage intitulé : Deuxième lettre d'un médecin de Montpellier à un ma-
gistrat dela cour des aides de la même ville, contenant la bibliothèque des auteurs
vétérinaires. Montpellier, 1773.

SUPPLÉMENT

A L'ARTICLE

CLAVELÉE.

SECTION PREMIÈRE. *De la clavelée sur les moutons.*
La clavelée, *pusula*, le claveau, clousiau, etc.; maladie
des moutons, ainsi nommée parce qu'on a comparé, dit-on,
les pustules du claveau desséché à des têtes de clou. Elle
a reçu en France encore beaucoup d'autres noms, suivant
les différens pays; on la désigne sous ceux de *variole*, *picotte*, *rougeole*, *mal rouge*, *rache*, *bourgeon*, *gramadure*,
peste, *etc.* Nous n'emploierons, dans cet article, que l'ex-
pression de clavelée qui est la plus généralement usitée, et
nous adopterons, comme l'a proposé M. Odier, le mot de
claveau pour désigner le virus contagieux de cette maladie.

Caractères de la clavelée. La clavelée se présente sous deux
aspects différens, comme l'a très-bien indiqué M. Gilbert.
Tantôt sa marche est régulière, tantôt irrégulière. Dans
l'une et l'autre variété, les boutons peuvent être plus ou
moins abondans et très-rapprochés, ou en petit nombre et
éloignés les uns des autres, ce qui constitue la distinction
qu'on avait établie entre la clavelée confluente et discrète.
Dans la clavelée irrégulière, confluente ou discrète, on peut
observer, comme dans la variole régulière, quatre périodes,
l'invasion, l'éruption, la suppuration, la dessiccation.

L'invasion se manifeste ordinairement par des signes communs à plusieurs maladies des moutons, la tristesse, l'abattement, la lenteur dans la marche, la perte d'appétit et la fièvre;
l'animal porte la tête basse; il s'écoule des narines un peu
de mucosité; les yeux sont rouges et larmoyans; la soif est vive;
la fièvre et l'agitation des flancs qui l'accompagne toujours,
augmentent progressivement jusque vers le quatrième jour.
C'est alors que commence l'éruption qui se manifeste d'a-
bord par de petites taches d'un rouge violet particulièrement sur les parties dépourvues de laine, où la peau est
ordinairement plus fine et la chaleur du corps plus concen-
trée, comme à la partie interne des extrémités antérieures

et postérieures, et sur les côtés du tronc qui leur correspondent. Ces mêmes taches se manifestent ensuite sur le ventre, le prépuce, les mamelons, les parties de la face et même quelquefois sur le tronc, dans tous les endroits couverts de laine : cependant, l'éruption est rarement aussi générale. Du centre des petites taches violettes s'élèvent des boutons qui augmentent par degrés ; leur volume varie beaucoup, depuis celui d'un grain d'orge jusqu'à celui d'un gros pois ou même d'une féve ; leur forme est quelquefois irrégulière, le plus souvent arrondie, cônique ou déprimée : mais ils ne présentent jamais de petites cavités au sommet comme dans la variole, ni de larges aréoles inflammatoires comme dans la vaccine. Ils ressemblent plutôt, en général, aux pustules de la variolette ou de la fausse vaccine. Après l'éruption, la fièvre cesse quand la clavelée est légère ou n'est pas compliquée d'autres maladies. Ces pustules se développent et s'enflamment pendant trois ou quatre jours, et commencent à suppurer vers le neuvième de l'éruption. Alors on observe que la peau est tendue autour des boutons, que le tissu cellulaire sous-cutané est plus ou moins engorgé, suivant que les boutons sont plus ou moins nombreux, gros et rapprochés. Lorsque la suppuration est établie et le pus bien formé, la fièvre survient de nouveau comme dans la variole vers le douzième jour de l'éruption ; elle continue pendant trois à quatre jours, et quand elle cesse, le gonflement sous-cutané disparaît, la dessiccation commence et est ordinairement complétement terminée du seizieme au vingtième jour. Il est rare, au reste, que la clavelée suive toujours une marche aussi méthodique ; elle est le plus souvent irrégulière ; et alors, quoiqu'elle soit quelquefois très-discrète et bénigne, la dessiccation n'est terminée que le vingt-sixième ou vingt-huitième jour.

Les périodes de la maladie sont fréquemment accélérées ou retardées par l'influence de la température atmosphérique. L'éruption est plus précoce et plus rapide dans les grandes chaleurs ; le froid au contraire en ralentit le développement. MM. Girard et Dupuy ont vu la marche de la clavelée suspendue, sur plusieurs individus, pendant quinze jours par l'influence du froid, et la maladie reparaître ensuite et parcourir ses périodes au retour d'une température plus douce. Le régime qu'on fait suivre aux animaux malades peut avoir aussi une grande influence sur la marche de la maladie.

On observe quelquefois pendant le cours de la clavelée, comme pendant celui de la variole, une éruption secondaire avant la dessiccation des premiers boutons, de sorte que les pustules se développent successivement, et que les unes commencent à naître quand les autres se dessèchent.

Dans la clavelée irrégulière compliquée, la période d'invasion ne dure souvent que deux jours, d'autres fois, elle se prolonge six et même quelquefois huit jours. Il survient ordinairement, dès les premiers temps, une salivation remarquable et un écoulement, par les narines, d'une humeur épaisse et très-fétide, accompagnée d'un boursouflement considérable de la membrane muqueuse du nez. Les pustules sont tantôt assez larges, aplaties ou même affaissées ; tantôt, au contraire, elles sont petites, violettes, couleur de lie de vin, livides, cristallines ou noires. La fièvre ne cesse point après l'éruption comme dans la clavelée régulière. La tête, les lèvres, les paupières, les oreilles, les parties internes des membres antérieurs et postérieurs s'engorgent et se gonflent; quelquefois même, tout le corps devient monstrueux. La respiration est alors souvent très-gênée et comme râlante, et l'animal est fatigué par la toux. A tous ces symptômes se joignent souvent des signes d'adynamie ou d'ataxie, des escarres gangreneuses aux oreilles, aux lèvres, à la langue, au voile du palais, ou des charbons dans les aisselles ou ars, et dans les aines. Si les pustules claveleuses se sèchent et s'affaissent tout à coup à l'époque de la suppuration, il survient alors tantôt une gêne extrême dans la respiration, ou de la diarrhée, ou des convulsions qui sont ordinairement suivies d'une mort prompte. D'autres fois, l'animal tombe sur le flanc, agité de mouvemens convulsifs, le ventre tendu et le corps en partie infiltré comme dans la cachexie hydatideuse. Dans presque tous ces cas, les lèvres, les conjonctives et l'intérieur de la bouche sont décolorées, les pustules sont disséminées par zônes au milieu même de la laine, et la laine s'arrache facilement et se casse.

La clavelée irrégulière, dont nous venons de tracer la description d'une manière générale, paraît être souvent compliquée d'une fièvre ataxique ou adynamique; d'autres fois, d'une pleurésie et même d'une péripneumonie, mais les vétérinaires n'ont point donné d'histoires particulieres de cette maladie d'après lesquelles on puisse établir les différentes complications qu'elle présente.

Les altérations qui ont été trouvées à l'ouverture des cadavres n'ont pas non plus été rapprochées des symptômes particuliers qui se sont offerts pendant la vie des animaux malades, de sorte que ces observations sont pour la plupart sans utilité. Quelques-unes de ces altérations, telles que la présence des pustules dans l'intérieur de la trachée-artère, sur les poumons et les intestins, sont essentiellement dépendantes de la maladie même ; mais d'autres, telles que l'hépatisation du poumon qu'on trouve quelquefois aussi dense que du foie cuit ou du muscle, la formation des fausses membranes, les épanchemens aqueux ou purulens dans les différentes cavités, paraissent être la suite de quelques complications de la clavelée avec d'autres maladies inflammatoires, ou de la présence de vers intestinaux, et particulièrement d'hydatides. Les fœtus des brebis qui sont dans l'état de gestation et qui meurent quand elles sont atteintes de la clavelée, présentent les caractères de la maladie. Si elles avortent, on retrouve sur les agneaux les traces de l'éruption claveleuse.

Indépendamment des différentes variétés d'éruption dont nous avons parlé, on observe encore une fausse clavelée qui a été confondue avec la véritable, mais il est facile, avec un peu d'attention, de distinguer cette éruption anomale aux caractères suivans. Ces boutons ne se retrouvent principalement que sur les ars ; ils ne sont pas précédés par la fièvre ; ils ressemblent plutôt à de petites vésicules blanchâtres et séreuses placées sous l'épiderme, qu'à de véritables pustules qui intéressent le tissu de la peau ; leur dessiccation commence le deuxième ou troisième jour de leur apparition ; enfin, ils n'entraînent jamais avec eux d'accidens.

De la contagion de la clavelée. Cette maladie est presque toujours épizootique, parce qu'elle est contagieuse à un très-haut degré. Un grand nombre de faits, qu'il est maintenant impossible de révoquer en doute, constate cette vérité, et prouve que les miasmes de la clavelée peuvent se transmettre non-seulement par le contact immédiat des animaux malades avec ceux qui sont sains, mais aussi par l'intermède de l'homme, des chiens, des volailles, des cochons et de tous les animaux qui peuvent pénétrer dans une bergerie infectée, sans cependant contracter la maladie. Les laines, les peaux, les vêtemens, les fumiers imprégnés des miasmes de la clavelée, peuvent également la communiquer. Le passage sur une route d'un troupeau affecté de cette maladie, pendant le temps de la dessiccation des boutons surtout, suffit, dit M. Gilbert, pour donner la clavelée à tous les troupeaux qui passeront sur ses traces, même quelques jours après si le temps est sec ; mais une pluie un peu forte fait cesser le danger de la contagion. C'est principalement sur les routes qui conduisent aux foires ou dans les bergeries des auberges que les troupeaux con-

tractent la clavelée. On peut supposer que, dans le premier cas, les miasmes s'attachent aux herbes que les
animaux broutent, ou sur les buissons et les ronces qui
conservent souvent des traces évidentes de leur passage en
retenant quelques parties de leur toison. Au reste, la plupart des vétérinaires pensent que, dans certains cas, l'air
seul peut transmettre, à une petite distance, les miasmes
contagieux, et qu'un troupeau qui est placé sous le vent,
très-près d'un troupeau infecté, contracte fréquemment la
maladie. Aussi, les ordonnances exigent-elles que, dès qu'un
troupeau est clavelisé, le berger ou le propriétaire en fassent
promptement la déclaration, et qu'il soit exactement isolé
et ne puisse parquer que dans certaines limites, afin d'éviter
qu'il ne répande la contagion.

Quoiqu'on ait tenté d'analyser la matière puriforme des
pustules de la clavelée, on ignore entièrement la nature de
ce virus contagieux comme celui de la variole. On ne le connaît que par les effets de ses miasmes sur l'économie animale vivante. Le temps nécessaire pour que ces miasmes
agissent, varie, à ce qu'il paraît, suivant l'état des individus. Chez la plupart des moutons les signes de la clavelée
se manifestent huit à dix jours après l'époque présumée de
l'infection; mais dans d'autres circonstances, on a vu ces
animaux cohabiter quinze et même vingt-cinq et trente
jours au milieu de la contagion claveleuse, avant de donner
des signes d'invasion de la maladie.

On remarque assez généralement que, lorsque la clavelée
attaque un troupeau, la contagion ne se répand pas de suite
et rapidement sur tous les animaux à la fois, mais qu'elle
se développe successivement et de manière que la clavelée se
manifeste d'abord sur un petit nombre d'individus. Vers la fin
de la dessiccation des boutons de ces premiers animaux infectés, c'est-à-dire, du vingt-cinquième au trentième jour,
on observe alors que la plus grande partie du troupeau
est malade, et, en général, plus gravement que lors de
l'apparition de l'épizootie. Enfin, à peu près à l'époque du
second mois révolu, une troisième éruption a lieu sur la
partie du troupeau qui jusqu'à cette époque avait résisté à
la contagion, et dans cette dernière période les malades
sont, en général, moins dangereusement affectés que dans
la seconde. De sorte qu'on distingue, dans la marche de la
clavelée, sur un troupeau, trois époques principales, qu'on
appelle bouffées ou lunes, parce que ces époques étant à
peu près de la durée des mois lunaires, on a cru qu'elles
pouvaient dépendre de l'influence de la lune, planète à

laquelle le peuple attribue souvent, comme on sait, la production de beaucoup de phénomènes dont nous ignorons la
véritable cause. L'explication la plus vraisemblable de ce fait
est celle qu'en donne M. Gilbert. Il pense que l'éruption de l'é-
pizootie étant presque toujours due aux émanations de quelques moutons claveleux qui ont échappé à la sur-veillance des
propriétaires du troupeau ou du berger, la contagion doit être
d'abord très-circonscrite, et la maladie légère, parce que
les miasmes peu nombreux n'ont pu agir que sur un petit
nombre d'animaux. Mais à la fin du premier mois, vers le
temps de la dessiccation, qui est l'époque la plus favorable
pour la communication de la maladie, tout le troupeau
ayant été en entier exposé à l'influence des miasmes de la
clavelée, la plupart des moutons qui sont susceptibles de
la contracter, sont alors infectés, et d'une manière plus
grave qu'au début de l'épizootie, parce que les miasmes
contagieux s'étant accumulés, ont, en quelque sorte, acquis
plus d'intensité par leur réunion. La dernière bouffée comprend ceux qui offraient le plus de résistance à la contagion,
mais qui finissent par succomber à l'impression continuellement agissante des miasmes délétères, et l'invasion de la
maladie a lieu pour ceux-ci, comme pour les autres, au
temps de la dessiccation des pustules qui paraît constamment
l'époque la plus favorable pour la contagion.

Le plus ordinairement, l'épizootie cesse dans le troupeau
après cette troizième période ; mais s'il est composé de moutons de plusieurs races, de différens âges, élevés de différentes
manières, la clavelée règne quelquefois six mois au milieu
du même troupeau, ce qui dépend probablement des différens degrés de susceptibilité que présente chaque race de
ces animaux, pour contracter la maladie.

Quelle que soit au reste la durée d'une épizootie de clavelée
sur un troupeau, les animaux guéris peuvent encore, quelque
temps après la cessation complète de la maladie, la communiquer à d'autres troupeaux, à cause des écailles et des
croûtes qui s'attachent à la laine. On ne sait point encore
combien de temps ces molécules pulvérulentes peuvent conserver leur propriété contagieuse, ce qui serait cependant
très-important à connaître, à cause du terme de l'action
rédibitoire qui est accordée par les réglemens. Mais tant
qu'on aura pas d'expériences positives sur ce sujet, les opinions des vétérinaires, même les plus instruits, ne seront
toujours fondées que sur des probabilités. *Voyez* le rapport
de M. Barrier, sur le temps que les moutons attaqués de la
clavelée doivent rester éloignés des autres troupeaux (*Instruction vétérinaire*).

Du traitement curatif de la clavelée. Les amulettes et les recettes les plus ridicules toujours administrées d'une manière uniforme et au hasard, ont été longtemps les seules ressources dont on faisait usage pour le traitement de la clavelée, comme pour la plupart des maladies des animaux. Mais enfin on a reconnu que les principes du traitement de la variole, dans l'homme, sont entièrement applicables à cette maladie.

Quand elle est régulière, sans complication, et qu'il ne survient pas d'accidens, les moyens curatifs sont, en général, très-simples. Ils consistent surtout à ne point troubler la marche de la nature. Il suffit de diminuer la nourriture des moutons, de les conduire peu de temps au vert, et de leur donner un peu de fourrage sec. On leur fera boire des décoctions d'orge, de son, de pomme de terre ou de fruits, et si la constipation est considérable, on ajoutera à ces décoctions du miel commun. On injectera dans les narines ces mêmes décoctions miellées tièdes, si les mucosités qui s'y accumulent quelquefois obstruent les ouvertures et gênent le passage de l'air. S'il survenait de la diarrhée, il serait plus convenable de donner aux moutons des décoctions de riz ou de lentilles, et même un peu de vin. Mais il faut être, en général, très-réservé sur les excitans, surtout au début de la maladie. Ils sont, le plus souvent, très-nuisibles, à moins qu'il ne survienne des symptômes d'adynamie. Les purgatifs sont inutiles dans cette maladie, et même le plus souvent nuisibles. On en a trop abusé dans le traitement de la variole chez l'homme, et ces abus se sont introduits dans la médecine vétérinaire. Les bains dans la saison des chaleurs sont bien préférables, parce qu'ils tendent à rétablir les fonctions de la peau, et à diminuer les progrès de la contagion, en neutralisant une grande quantité de miasmes.

Dans la clavelée, dont l'éruption est précédée par des accidens graves, et qui s'annonce comme devant être irrégulière et confluente, la première précaution à prendre est d'abord de séparer du reste du troupeau les animaux dangereusement malades, afin de les observer plus facilement et avec attention, et de pouvoir leur administrer les secours nécessaires. C'est alors qu'il est quelquefois nécessaire de faire une médecine active dès le début de la maladie. Si l'animal est vigoureux, que les yeux soient très-rouges, la membrane nasale boursoufflée, et qu'il y ait beaucoup d'oppression et de toux, il peut être très-utile de recourir promptement à une ou même plusieurs saignées, parce que ces symptômes

annoncent ordinairement une complication avec une pleurésie
ou une pneumonie. La dureté du pouls, quelque peu développé
qu'il soit, pourra aussi, malgré la timidité du mouton, servir
de guide et déterminer à recourir à ce moyen ; mais il est
essentiel d'observer que le pouls est alors quelquefois déprimé et concentré, et que les forces sont souvent comme
opprimées par la violence de l'inflammation et non pas
anéanties. Les toniques, dans ce cas, feraient le plus grand
mal et accéléreraient la perte des malades. Cette faiblesse in-
directe dans les maladies inflammatoires est une des choses
les plus difficiles à bien reconnaître chez les animaux
comme chez l'homme. Il faut donc commencer d'abord par
ne tirer que très-peu de sang, sauf à revenir à ce moyen si
le pouls se développe davantage, et que la toux et l'oppression diminuent ; il faut être, en général, très-réservé
sur l'emploi des saignées et de tous les remèdes débilitans
chez les herbivores, et particulièrement chez le mouton,
même dans les maladies inflammatoires, car il est d'une
constitution naturellement très-flasque et débile.

Aussi les accidens les plus ordinaires et les plus fâcheux
dans la clavelée ne sont pas ceux qui dépendent d'un excès de
force, mais au contraire d'une adynamie prononcée ou d'une
complication avec une fièvre ataxique. Ils sont presque toujours annoncés par la prostration de l'animal, la lividité ou la
pâleur de la membrane buccale et des lèvres, par l'abondance
de la salivation et de la mucosité nasale dans le premier temps
de la maladie, par la petitesse et la couleur violette, ou lie de
vin des boutons dans les premiers jours, et qui du huitième
au douzième ne suppurant point, s'affaissent, pâlissent,
disparaissent, ou quelquefois même deviennent noirs. Le
pouls est alors mou et faible, et il est facile de juger de son
état, en touchant l'artère crurale au plat de la cuisse près
de l'aine. C'est lorsque tous ces signes se présentent qu'il
faut se hâter de faire usage de boissons plus ou moins excitantes, de fortes infusions de fleurs de sureau, de décoctions amères de sauge, de scordium, de gentiane, de ta-
naisie, de camomille, d'absinthe et autres plantes semblables
de la famille des labiées ou de celle des corymbifères. On
rendra ces boissons encore plus excitantes en y ajoutant
par pinte une ou deux onces d'acétate d'ammoniaque (esprit
de Mindererus) ; on donnera à ces animaux du vin avec
le miel s'il n'y a pas de dévoiement, ou avec du diascordium ou de la thériaque dans le cas contraire. Quelquefois
même des potions faites avec une forte décoction de quinquina, et animées avec de l'acétate d'ammoniaque, sont né-

cessaires, et rien ne peut remplacer ce médicament quand la clavelée est accompagnée de fièvre de mauvais caractère et de tumeurs gangréneuses. Il n'est pas moins important dans ces circonstances, et toutes les fois que les pustules s'affaissent, de recourir aux sinapismes et surtout aux sétons appliqués soit au fanon ou à la nuque, soit sur la partie interne des cuisses, quand il n'y a pas de tumeurs au pli de l'aine. Les linimens camphrés et animés avec l'ammoniaque sont aussi très-utiles pour favoriser la résolution des tumeurs phlegmoneuses et même exciter la séparation des escarres gangréneuses. M. Dupuis en a constamment remarqué les bons effets. Si la clavelée est compliquée de l'espèce de cachexie hydatideuse connue sous le nom de pourriture, ce qu'on reconnaît ordinairement à la bouffissure du ventre qui est couvert de lignes noirâtres, à la gêne de la respiration, au décubitus continuel sur le même côté, à la lividité et l'affaissement des pustules, à la couleur bleuâtre de la conjonctive qui est infiltrée, il faut aussi employer promptement les boissons amères, toniques et excitantes, animées de muriate de soude ou d'ammoniaque, et faire usage des rubéfians extérieurs, sinapismes, linimens et des sétons, etc.; mais, au reste, cette dernière complication est presque toujours mortelle, car quand la clavelée parcourt toutes ses périodes, l'animal finit ordinairement par succomber à un épanchement de sérosité dans les cavités, principalement dans le thorax et le péricarde.

Pendant toutes les épizooties de clavelée, il est nécessaire de tenir les bestiaux au milieu d'une température douce et peu elevée. Il faut surtout, par cette raison, éviter de les accumuler dans des bergeries étroites et fermées exactement : un courant d'air continuel est indispensable. On fera même sortir tous les jours les moutons qui ne sont pas dangereusement malades, pourvu qu'il ne pleuve pas et que l'atmosphère ne soit pas trop humide et froide. Pendant les grandes chaleurs du jour, en été, il est bon de les conduire à l'ombre sous les arbres. Toutes ces précautions sont de la plus grande importance pour éviter les accidens qui compliquent trop souvent la clavelée.

Des moyens préservatifs de la clavelée. On trouve des troupeaux qui n'ont jamais eu la clavelée, et même des bergers très-avancés en âge qui n'ont jamais vu cette maladie ; cependant la plupart des moutons la contractent ou peuvent la contracter. Les moyens préservatifs sont donc, à tous égards, les plus avantageux.

Le premier moyen est sans doute dans cette maladie,

comme dans toutes les épizooties contagieuses, d'éviter
toute espèce de communication, soit médiate, soit immédiate avec les troupeaux malades ; mais, malgré toute l'attention possible et la stricte exécution des ordonnances à
cet égard, l'homme le plus soigneux ne peut souvent pas
éviter la communication, parce qu'on n'est souvent averti de
l'existence de la maladie que lorsqu'elle a déjà fait des
progrès. D'ailleurs la clavelée, comme toutes les autres
maladies contagieuses, naît d'abord primitivement d'une
manière spontanée. L'isolement n'est donc qu'une sage précaution, mais ne peut réellement pas être considéré comme
un préservatif. Les moyens qu'on a employés, dans l'intention de prévenir ou au moins d'atténuer la maladie, sont
l'inoculation de la vaccine et celle de la clavelée.

De l'inoculation de la vaccine. On a été conduit à l'inoculation de la vaccine, à cause de l'analogie qu'on observe
entre la variole et la clavelée, et les premiers essais ont
paru d'abord favorables ; mais des expériences plus nombreuses et plus exactes, tentées par les commissaires de la
société d'agriculture de Versailles, et dont le résultat est
consigné dans le rapport fait à cette société par M. Voisin,
ont détruit les espérances qu'on avait conçues d'abord.
Soixante-deux moutons qu'on avait vaccinés, ayant ensuite
été inoculés de la clavelée, cette dernière maladie a par-
couru toutes ses périodes et a fourni de bon claveau qui a
servi à d'autres inoculations. D'une autre part, seize moutons également vaccinés ont aussi contracté la clavelée
par la cohabitation avec des animaux attaqués de cette maladie. Il est donc difficile, d'après ces contre-épreuves bien
constatées, de pouvoir se flatter encore de trouver un préservatif de la clavelée dans la vaccine ; cependant il paraî-
trait, d'après un ou deux faits rapportés par M. Voisin,
que les moutons qui ont été vaccinés, sont, en général,
moins gravement affectés de la maladie que ceux qui n'ont
pas subi cette épreuve, et que par conséquent la vaccine
pourrait peut-être avoir l'avantage de diminuer l'intensité
de la maladie sans la prévenir ; mais, au reste, les expériences
sont encore trop peu nombreuses pour qu'on puisse en tirer
aucune conséquence rigoureuse.

La vaccine inoculée sur les moutons, à l'aide de simples
piqûres superficielles (méthode qui est la meilleure), a
toujours, il est vrai, produit un travail local ; mais ce
travail porté au plus haut degré possible, est constamment très-faible et très-inférieur à celui qu'on observe dans
la vraie vaccine chez l'homme. Jamais il ne détermine une

maladie générale, et les glandes axillaires et inguinales ne sont jamais engorgées comme il arrive chez l'homme. Le développement des pustules de vaccine a lieu chez les moutons plus ou moins régulièrement, du deuxième au huitième jour de l'inoculation; vers le quatrième jour de l'éruption, la pustule est légèrement aplatie au sommet, et environnée d'une aréole inflammatoire peu étendue et qui se dissipe dès le cinquième jour. L'humeur qu'elle contient est d'abord transparente et gommeuse, mais le sixième ou le septième jour, cette matière gommeuse se sèche et forme une croûte audessous de laquelle on rencontre une matière puriforme. La croûte se détache plus tôt ou plus tard, et laisse ensuite une cicatrice peu sensible à la vue, quand l'inoculation a été pratiquée à l'aide de piqûres superficielles, mais elle est plus profonde quand on a employé la méthode de l'excoriation : les cicatrices ont alors la forme des excoriations mêmes.

Quoique la vaccine n'ait pas précisément sur les moutons les mêmes caractères que chez l'homme et les vaches, le vaccin en pénétrant chez ces animaux ne paraît point s'altérer ; on a pris de ce virus sur des moutons, on l'a inoculé ensuite à des hommes et à des vaches, et il a donné lieu chez les uns et les autres à des pustules qui ont eu tous les caractères de la vraie vaccine. Il est à remarquer aussi que, quoique la vaccine produise des effets très-bornés sur les moutons, elle ne se communique cependant pas à ceux qui ont eu la clavelée.

De l'inoculation de la clavelée. Cette pratique remonte jusqu'à Venel et peut-être au-delà ; MM. les docteurs Tessier et Chrétien l'avaient fait revivre depuis longtemps et en avaient fait sentir tout l'avantage ; néanmoins c'est à l'occasion de la vaccine qu'on a répété la clavelisation sur un plus grand nombre d'animaux, et qu'on a pu s'assurer ensuite que les animaux ainsi inoculés ne contractaient plus la clavelée par cohabitation avec des animaux infectés de cette maladie. On a reconnu aussi que l'inoculation claveleuse pratiquée pour la seconde fois sur des moutons qui avaient d'abord été bien clavelisés, ne donnait lieu qu'à un léger gonflement à l'endroit des piqûres, et que cette irritation locale se terminait promptement. C'est ce que constatent plusieurs clavelisations faites en France sur des troupeaux entiers, par MM. Huzard, Girard, Godine, Dupuis, Voisin, et plusieurs autres médecins ou vétérinaires distingués ; et c'est ce qui est également confirmé par les expériences tentées en Italie, en Autriche et en Hongrie.

8

La méthode préférable pour l'inoculation de la clavelée, est celle qui se pratique à l'aide de piqûres très-superficielles faites avec une lancette ordinaire et sans cannelure. Les lancettes à cannelures, dont se servent souvent les vétérinaires, causent plus de douleur à l'animal, font une plaie plus grande, et pénètrent trop profondément, parce qu'il faut un effort plus grand pour les introduire sous la peau; elles donnent lieu, d'ailleurs, à un écoulement de sang qu'il est toujours plus facile d'éviter avec les lancettes à saigner dont on se sert pour l'homme. Afin d'être plus sûr de la direction qu'on donne à cet instrument, et d'opérer plus commodément, M. Dupuis conseille de saisir avec tous les doigts de la main gauche un large pli de la peau à la face interne des cuisses, dans la direction de la scaphène, le long du trajet des vaisseaux lymphatiques; tandis qu'on tend ainsi sur ces doigts de la main gauche la peau qui est ordinairement très-lâche dans cet endroit, on tient horizontalement avec la main droite la lancette chargée de virus, et on la dirige audessous de l'épiderme. On appuie ensuite sur la peau avec le pouce de la main gauche, afin d'essuyer, par ce moyen, la lancette dans la petite plaie. On n'a point à craindre, avec cette précaution, que l'animal venant à faire des mouvemens, l'instrument pénètre trop profondément et perce la peau de part en part. C'est presque toujours, en effet, aux piqûres trop profondes de la peau que sont dus les phlegmons gangréneux qui sont un des accidens les plus communs et les plus fâcheux de la méthode ordinaire d'inoculer les moutons. Le mode d'inoculation que nous venons d'indiquer, d'après M. Dupuis, n'a pas cet inconvénient. Le même professeur propose aussi de pratiquer toutes les piqûres à la partie interne des cuisses, parce qu'il y a plus d'espace entre les cuisses et le ventre qu'entre les extrémités antérieures et le thorax, de sorte que lorsque les pustules sont nombreuses dans l'ars, elles s'enflamment plus aisément par le frottement, et sont plus fréquemment accompagnées de phlegmons. Ces tumeurs sont aussi plus douloureuses dans cet endroit, parce que le tissu cellulaire est moins abondant et plus serré dans le mouton, sous les ars, que dans le pli de l'aine.

La clavelée inoculée présente à peu près la même marche que la clavelée naturelle; cependant il faut distinguer les phénomènes qui sont produits par l'irritation de l'instrument, d'avec ceux qui dépendent de la présence de la matière contagieuse. Les premiers sont ordinairement peu considérables, commencent dès le lendemain de l'inoculation, et sont entièrement effacés au bout de quatre ou cinq jours, à moins qu'il ne se forme un phlegmon. C'est pour n'avoir pas fait attention à cette première inflammation causée par la piqûre, mais qui cependant ne se rencontre pas toujours, que quelques auteurs ont prétendu que le travail claveleux commençait aussitôt après l'inoculation; cependant le fait est que l'inflammation apparente causée par le claveau, ne commence jamais avant le quatrième jour, à dater de l'inoculation. On sent quelquefois dès les premiers jours, en pressant la peau à l'endroit de la piqûre, un petit corps dur; c'est sur ce point qu'on observe vers le cinquième, sixième ou septième jour, quelquefois beaucoup plus tard, une petite tache rouge qui s'étend peu à peu et prend la couleur du coquelicot, dans un cercle bien tranché et circonscrit, et sans se fondre d'une manière insensible avec la couleur naturelle de la peau. La pustule commence à se manifester presque en même temps que la tache, et elle acquiert, en quatre ou cinq jours, le développement d'une pièce de trente sous ou même quelquefois d'un écu. Elle est alors élevée de quatre millimètres environ audessus du niveau de la peau. Sa forme est quelquefois en pointe, mais le plus souvent déprimée et plate. Elle est d'abord assez peu colorée au centre et présente à la circonférence un cercle couleur lie de vin ou d'un bleu ardoisé, et au dedans un autre cercle blafard qui contient vers le huitième ou neuvième jour une humeur puriforme. Ce cercle circonscrit ordinairement une tache qui devient brune et ensuite noire vers le dixième jour de l'éruption. Cette tache noire comprend une espèce d'escarre qui se détache circulairement, se racornit et ne tient plus ensuite au fond de l'ulcère que par un petit paquet de tissu cellulaire analogue au bourbillon du furoncle. Elle tombe enfin et laisse une cicatrice comme dans la clavelée, mais ordinairement plus profonde et plus large, parce que les pustules qui surviennent après l'inoculation sont, comme nous venons de l'indiquer, beaucoup plus grandes que dans la clavelée naturelle.

Ces larges pustules qui se manifestent à l'endroit des piqûres, et sont quelquefois plus nombreuses que les piqûres mêmes, ne sont pas les seules qui se développent à la suite de la clavelisation. Il arrive aussi assez souvent du cinquième au septième jour une éruption secondaire, générale et étrangère aux piqûres. Ces pustules secondaires ressemblent beaucoup à celles de la clavelée naturelle, mais se sèchent, pour la plupart, sans suppurer. On trouve alors audessous de la croûte, qui se manifeste promptement, un peu de matière liquide. Celles qui suppurent offrent du douzième au seizième jour de l'éruption un pus bien lié avec lequel on peut communiquer la clavelée.

On remarque encore après la clavelisation, comme pendant la clavelée naturelle, une autre éruption secondaire de tubercules, gros comme des pois, qui roulent sous la peau dans le tissu cellulaire, principalement sur les côtés du thorax, et qui se résolvent, ou forment en se séchant de petites croûtes. Cette éruption secondaire est souvent précédée d'un léger accès de fièvre.

Les pustules primitives sont quelquefois accompagnées de tumeurs phlegmoneuses considérables, et dans certains cas même, ces phlegmons sont les seuls symptômes qui se manifestent à la suite de la clavelisation. Lorsqu'ils se développent, l'animal perd l'appétit, boîte, traîne le membre du côté de l'engorgement ou reste constamment couché. Ces tumeurs sont d'abord dures, rénittentes, douloureuses au toucher. La peau qui les recouvre prend une couleur violette ou lie de vin, et souvent même se gangrène. Si on incise ces tumeurs, ce qu'il faut en général éviter, il s'échappe de la plaie un liquide roussâtre, sanguinolent et fétide, et les chairs blafardes se gangrènent. La chute des escarres est toujours suivie de suppuration d'une longue durée.

Le traitement de la clavelée inoculée ne diffère pas de celui de la clavelée naturelle. Lorsqu'il ne survient pas d'accidens, la maladie n'exige qu'un bon régime et des boissons légères. Tous les accidens qui peuvent survenir, et les complications qu'on peut rencontrer, doivent être traités comme lorsque la maladie survient spontanément (*voyez* à la page 109). Au reste, quand l'inoculation a été pratiquée convenablement, avec toutes les précautions que nous avons indiquées, que les moutons ne sont point entassés dans la bergerie, qu'on a soin de les promener pendant le jour, et de leur donner une petite quantité d'alimens, il est rare qu'il survienne des accidens : à peine en meurt-il un sur cent. D'après le relevé de plusieurs clavelisations faites par M. Dupuis, la proportion de la mortalité est encore beaucoup moindre; à peine est-il mort un mouton sur quatre cent clavelisés. Ajoutez à cette considération importante que la clavelée naturelle dure toujours au moins trois ou quatre mois dans un troupeau, tandis que pendant l'espace de trente ou quarante jours, mille bêtes, et plus, peuvent avoir passé par toutes les périodes de la clavelée inoculée. Peut-on mettre en balance un procédé aussi prompt, aussi simple, aussi économique, avec une maladie longue, désastreuse, et qui entraîne la perte d'une grande partie des troupeaux. Les propriétaires ne doivent donc point hésiter, pour leur intérêt, à faire claveliser leurs moutons, plutôt que de s'exposer aux ravages de la clavelée spontanée; et lorsqu'ils n'ont pas pris cette précaution à temps et que la maladie se manifeste, ils doivent encore se hâter, pour prévenir la durée et le danger de l'épizootie, de faire inoculer tous les animaux qui n'ont pas contracté la maladie, avant que la seconde lune ou bouffée se déclare. C'est le seul moyen d'en borner promptement le cours et de diminuer la mortalité; mais il faut observer aux agriculteurs que dans ce cas, les avantages de la clavelisation ne sont plus aussi remarquables que hors le temps d'une épizootie, parce que la plupart des animaux qu'on soumet alors à l'inoculation ont souvent déjà contracté la clavelée naturelle.

M. Voisin ne regarde cependant la clavelisation comme vraiment nécessaire, que pour les moutons qu'on élève pour le produit de leur laine, et il ne pense pas qu'on doive y soumettre ceux qu'on destine seulement à la nourriture de l'homme. Mais cette exception ne présente-t-elle pas de grands inconvéniens? les moutons qu'on élève pour les boucheries vivent encore deux et trois ans, et ce temps est bien plus long qu'il ne faut pour contracter la maladie dans les pays surtout où elle est enzootique. Il est bon d'observer d'ailleurs, que les moutons qui sont destinés à servir de nourriture à l'homme, parcourent ordinairement, comme les autres, les foires et les marchés, et sont, par conséquent, tout aussi exposés à contracter et à répandre la clavelée parmi des troupeaux d'un plus grand prix. L'inoculation nous paraît donc dans tous les cas une pratique sage et utile, parce qu'elle n'entraîne pas après elle d'accidens fâcheux quand l'opération est bien faite.

On a inoculé la clavelée à l'homme et à plusieurs animaux. Les tentatives faites sur l'homme, en Italie, par le docteur Sacco, avaient d'abord donné lieu d'espérer qu'on pourrait trouver dans l'inoculation de cette maladie, comme dans celle de la vaccine, un préservatif contre la variole, mais les observations plus récentes recueillies en France, par M. Voisin, et les expériences répétées encore en 1812, sous les yeux de M. Chaussier, ne permettent plus de conserver cette espérance. Elles ont prouvé que l'inoculation de la clavelée sur les enfans, ne détermine qu'un travail léger, superficiel à l'endroit des piqûres, qui ne suit aucune marche régulière, ne produit aucun développement de pustules, et ne ressemble en aucune façon à celui de la clavelée. Les enfans non variolés qu'on a soumis à la clavelisation et qu'on a vaccinés ensuite, n'en ont pas moins contracté la vraie vaccine, et si le claveau partageait avec le vaccin l'avantage d'être un véritable prophylactique de la variole, cet effet n'aurait sans doute pas eu lieu. D'ailleurs, on n'a jamais observé que la clavelée se soit communiquée aux bergers, comme le cowpox aux personnes qui soignent les vaches ; ou au moins, que les bergers qui ont pu éprouver quelques altérations, par suite du contact du virus claveleux, aient été préservés de la variole dans les épidémies de cette maladie.

SECTION DEUXIÈME. *De la clavelée sur les autres animaux que les moutons.* On a essayé en vain d'inoculer la clavelée à des oiseaux, des lapins, des chiens, et même à des singes; il paraît, au moins d'après les expériences dont on a rendu compte dans les rapports du comité de vaccine, que la clavelisation n'a produit aucun effet sur ces animaux.

Mais les émanations contagieuses agissent souvent d'une manière beaucoup plus active que le virus lui-même transmis par l'inoculation. Un fait très-curieux rapporté par M. Barrier, dans son mémoire sur la petite vérole des chiens (*Instructions et Observations sur les maladies des animaux domestiques,* tome 2), prouve en effet que des chiens ont contracté la clavelée en touchant à des moutons morts de cette maladie. M. Barrier raconte ainsi ce fait qui lui a été communiqué par M. Huzard. « A la fin de l'hiver de 1789, immédiatement après le dégel, un fermier de Fontenay en Brie, avait la clavelée dans son troupeau ; quelques moutons périrent au parc et en revenant à la bergerie. Le berger les laissa dans les fossés qui bordent le chemin. On mena les chiens de chasse du marquis de Chabanois à la promenade de ce côté ; ils flairèrent un mouton mort dans le fossé, et le pillèrent un peu. Dix-sept d'entre eux tombèrent malades. On crut d'abord que c'était la maladie des chiens, parce qu'ils étaient tristes, faibles, comme paralytiques du train de derrière, et qu'ils jetèrent par les naseaux une humeur visqueuse et verdâtre ; mais il sortit bientôt beaucoup de boutons inflammatoires, et on reconnut enfin que ces chiens avaient une petite vérole maligne; onze en moururent, et le valet de chien qui les soigna eut le visage et les mains couverts de pustules. »

Ce fait est le seul connu jusqu'à ce jour, d'après lequel on puisse admettre la communication de la clavelée des moutons aux chiens; mais deux autres faits bien constatés établissent que la variole et la rougeole se sont communiquées de l'homme aux singes. Il ne serait donc pas impossible que la clavelée fût dans le même cas. Quoi qu'il en soit, comme nous n'avons pas, au moins à ma connaissance, de description d'épizootie de la clavelée des chiens, j'emprunterai du mémoire de M. Barrier les caractères qu'il assigne à cette maladie sporadique, et qui pourront servir à la faire reconnaître.

Le premier jour, l'animal est triste, assoupi ; ses yeux sont abattus, à demi-fermés ; sa démarche est lente et chancelante ; sa tête et sa queue sont basses, ou, lorsqu'il est couché, il ne se relève qu'avec répugnance ; sa peau est chaude ; son poil, qui tombe facilement, est rude et hérissé ; il n'a point d'appétit ; la soif est vive, le pouls dur et fréquent ; la gueule chaude et sèche exhale une mauvaise odeur. La langue est chargée ; on observe des nausées et des vomissemens. L'animal est constipé, les urines sont rares et hautes en couleur. Le deuxième et le troisième jour, la constipation continue, ou il survient des évacuations de matières bilieuses noirâtres et très-fétides. A cette époque, l'animal est dans un état d'anxiété, il cherche les endroits frais et quitte son paillasson pour se coucher sur le pavé. La transpiration, qu'on dit très-rare dans le chien, est ici très-sensible ; il humecte la place où il se couche. Vers le quatrième jour il se manifeste des frissons plus ou moins longs. Le poil, surtout celui de la tête, se hérisse fortement ; enfin le même jour, le cinquième et les suivans, la tête se couvre de boutons. On en trouve aussi sur les lèvres, dans la gueule, sur le bord des paupières, de la vulve, de l'anus, du fourreau, et entre les doigts, ce qui fait que les animaux marchent difficilement et en jetant les hauts cris. On observe peu de boutons sur le dos et les parties latérales du tronc. Ils sont d'abord rouges, blanchissent ensuite vers le septième ou huitième jour, et sont en pleine dessiccation le douzième. L'éruption est quelquefois confluente. Il aurait été à désirer, pour s'assurer de l'identité de cette maladie avec la clavelée, qu'on eût inoculé, à des moutons, le virus des pustules observées sur les chiens ; mais ces expériences n'ont pas été faites.

M. Barrier s'est contenté de donner aux trois malades, qu'il a eu occasion d'observer, des décoctions de lentilles et de racine de persil, quelquefois camphrées et vinaigrées ; il leur faisait aussi prendre du lait, et quand les animaux étaient très-constipés, on leur administrait un lavement. Ce traitement simple a parfaitement réussi. Il est probable, au reste, que tout ce que nous avons dit, relativement au traitement de la clavelée des moutons, serait, à peu de chose près, applicable à celle des chiens. Si on avait encore occasion de la rencontrer, il faudrait seulement y ajouter l'emploi des vomitifs, qui devraient sans doute convenir chez ces animaux vers le début de la maladie.

Indépendamment de la clavelée des moutons et des chiens, on a encore décrit sous ce nom une éruption observée sur les cochons, principalement par le docteur Pozzi, de Milan ; mais cette maladie est trop peu connue et trop rare pour la placer dans cet essai sur les épizooties.

On consultera avec avantage les mémoires suivans sur la clavelée des moutons.

BOURGELAT, Mémoire sur le claveau, Journal d'agriculture; février 1778.

CHABERT, Du claveau; 1er. volume des Instructions vétérinaires.

GILBERT, Instruction sur le claveau des moutons. Elle a paru d'abord en 1798, et ensuite en 1807, chez Marchant, rue des Grands-Augustins, n°. 20; in-12, Paris.

VOISIN, chirurgien de l'hospice civil de Versailles, etc. Rapport d'expériences sur la vaccination des bêtes à laine et sur le claveau, etc.; in-8°. Versailles, chez Jacob, 1805.

EXPOSITION des principaux faits recueillis sur l'état actuel de la vaccination et de la clavelisation des bêtes à laine, etc., in-8°. Versailles, 1812.

TABLE DES MATIÈRES.

<h1 style="text-align:center">D.</h1>

H.

I.

J.

L.

M.

V.

FIN.